EDIÇÕES VIVA LIVROS

Simpatias da Eufrázia

Extremamente dedicada à família, Nenzinha Machado Salles (1921-2000) especializou-se na arte de gerir o lar, acumulando conhecimentos preciosos, muitos deles aprendidos com Sebastiana, colaboradora nos serviços domésticos que a acompanhou por mais de uma década. Generosa, a autora teve a ideia de organizar sua sabedoria de dona de casa em livro, e, assim, passar adiante suas dicas e quebra-galhos para ajudar as mulheres de todo o Brasil. Nenzinha Machado Salles foi membro da Academia Petropolitana de Letras. É autora de *Tira-manchas*, *Sebastiana quebra-galho*, *Sebastiana quebra o galho da mulher independente*, *Sebastiana quebra o galho do homem solteiro*, entre outros.

Nenzinha Machado Salles

SIMPATIAS DA EUFRÁZIA

viva livros

RIO DE JANEIRO – 2011

CIP-BRASIL. CATALOGAÇÃO-NA-FONTE
SINDICATO NACIONAL DOS EDITORES DE LIVROS, RJ

Salles, Nenzinha Machado, 1921-2000
S116s Simpatias da Eufrázia / Nenzinha Machado Salles. – Rio de Janeiro: Viva Livros, 2011.
12 × 18 cm

ISBN 978-85-8103-002-9

1. Superstição. I. Título.

CDD: 398.41
11-5650 CDU: 398.3

Simpatias da Eufrázia, de autoria de Nenzinha Machado Salles.
Título número 005 da Coleção Viva Livros.
Primeira edição impressa em outubro de 2011.
Texto revisado conforme o Acordo Ortográfico da Língua Portuguesa.

Nota da editora: As simpatias fazem parte dos costumes e tradições de um povo. São rituais que, sustentados pela fé, propõem-se a afastar os males ou conseguir determinado bem. A editora, no entanto, não aconselha a dispensar orientações médicas nem prescreve, em caso de doenças, o uso de qualquer tipo de tratamento sem o aconselhamento de um médico.

www.vivalivros.com.br

Design de capa: Simone Villas-Boas.

Impresso no Brasil

ISBN 978-85-8103-002-9

Com muito afeto e amor, ofereço este livro às minhas cinco queridíssimas irmãs, que adoro.
Odette (Bebê) Marcondes Machado,
Ondina Marcondes Machado Chavasco,
Olga Marcondes Machado Ratto,
Odila M. Lara Nogueira e
Silvia M. Machado Dória.

Sumário

PARTE II
SIMPATIAS PARA CRIANÇAS

PARTE III
SIMPATIAS VARIADAS

Introdução

Quem nunca ouviu falar em simpatias? Percorrendo as páginas deste livro, você conhecerá uma infinidade delas, a maioria usada por nossas avós, mães e babás, e que, através das gerações, chegaram até nós.

Você também se surpreenderá com a simplicidade de algumas dessas simpatias e o inusitado de outras, cujos métodos curiosos (e nada científicos) levam a resultados surpreendentes. As verrugas, por exemplo, podem desaparecer sem deixar cicatrizes, não importa quão antigas sejam.

No entanto, as mocinhas casadouras não encontrarão aqui simpatias para arranjar namorado, porque essas nada mais são do que brincadeiras das noites juninas (lendárias ou folclóricas), todas endereçadas ao querido Santo Antônio Casamenteiro.

Também não foram incluídas simpatias da culinária (para recuperar o arroz que queimou ou o feijão que começou a azedar, para amadurecer mais rapidamente algumas frutas e outras tantas), pois já constam em outro livro que escrevi, o *Sebastiana quebra-galho.*

Porém, se acaso você se engasgar, perder algum objeto ou começar a ter soluços, lance mão destas *Simpatias da Eufrázia* que, num instante, o engasgo sumirá, você encontrará o que perdeu e o soluço passará...

Duas explicações preliminares

A fim de facilitar a consulta (que deve ser feita tão logo ocorra o incidente ou problema que se precisa resolver), este livro foi dividido em três partes distintas: simpatias para doenças em geral, simpatias para crianças e simpatias variadas.

Quando uma simpatia recomendar:

alho – deve-se usar, de preferência, o alho roxo;

figueira – é a árvore figueira-brava do mato, não a figueira que dá os frutos que comemos;

formigueiro – é aquele formado para cima da terra, com o formato de um morrinho, geralmente encontrado no meio de gramados;

mel – é o mel puríssimo da abelha; não o industrializado.

Parte I

Simpatias para doenças em geral

AFECÇÕES DA BOCA

AFTAS

Apesar de bastante incômodas e dolorosas, as aftas podem ser rapidamente curadas colocando-se sobre elas um pouco de fumo de cigarro. Vai arder um pouco, mas aguente firme.

Outro método, mais agradável, é mastigar um pedaço de queijo curado e colocá-lo sobre a afta.

QUEIMADURAS NA BOCA

Quando der o azar de queimar a boca com algo muito quente, basta enxaguá-la com leite que a dor vai passar num piscar de olhos.

Para os gulosos, que queimam a língua por causa da pressa, o melhor é rapidamente esfregar sal no local.

Uma das melhores simpatias para as afecções da boca é a seguinte: mastigar, três vezes por dia, sete pedaços de folha de abacate, tendo o cuidado de usar sempre folhas novas.

AFOGAMENTO

Se você tem calma e conhecimento suficientes para socorrer uma vítima de afogamento, ótimo. Mas, de qualquer maneira, não deixe de esfregar um pouco de cinza quente nas costas dela, pois, daí em diante, nada de mal lhe acontecerá.

ANEMIA

Para acabar com a anemia, tome, diariamente e em jejum, um copo de caldo de feijão sem tempero.

ASMA

Como a asma tem muita relação com a bronquite (bronquite asmática), ver também o item BRONQUITE, na página 21.

Se a asma for suportável, faça um breve para usar no pescoço.

Pegue um barbante que nunca tenha sido usado e pendure nele três dentes de alho. Ao botar o colar, preste atenção para que os dentes de alho fiquem bem junto à pele. Use-o até que ele caia por si mesmo. Quando isso acontecer, não o procure, não o apanhe do chão, nem volte a usar os mesmos alhos. Se for necessário, faça um novo colar.

Outra coisa que tem dado bons resultados com alguns asmáticos é manter no quarto de dormir uma gaiola com um curió.

Um asmático que more ou esteja passando uma temporada à beira-mar deve aproveitar para fazer a seguinte simpatia:

Consiga um peixe vivo e de bom tamanho, abra a boca dele e cuspa dentro dela um pouco de seu catarro. Antes de devolvê-lo – ainda com vida – ao mar, verifique de que tipo de peixe se trata, pois você nunca mais poderá comê-lo. O sacrifício não será muito grande, pois a variedade de peixes é enorme, e ele não fará falta à sua mesa.

Se puder esperar até a Sexta-feira da Paixão para fazer a sua simpatia, siga direitinho estas instruções: vá a uma igreja levando uma fita fina. Meça com ela o tamanho da imagem de Cristo que estiver exposta. Corte a fita no tamanho marcado e amarre-a junto à pele, ao redor da cintura. Não a retire nem para tomar banho. Quando cair, jogue-a fora.

Para curar a asma, pode-se, ainda, comprar um cavalo-marinho de tamanho médio numa casa de ervas, introduzi-lo no travesseiro do asmático (entre as penas ou a espuma, para que ele não note) e deixá-lo ficar lá durante bastante tempo. É importante, no entanto, que o doente não saiba nem perceba que você preparou esta simpatia.

BEBIDAS

ALCOOLISMO

Na maioria das vezes, o alcoólatra não tenta se ajudar. Por isso, as simpatias que estão a seguir não podem ser do conhecimento dele. Vamos a elas:

Quando ele estiver com o copo cheio de bebida na mão, e você estiver por perto, corte, disfarçadamente, três pontinhas de três unhas de sua mão e, sem que ele perceba, jogue-as dentro do copo. Se ele tomar a bebida e vomitar, é um ótimo sinal, pois talvez nunca mais volte a beber.

Se você só conseguir se aproximar da garrafa dele, experimente fazer o seguinte: Pegue o talo de uma folha de couve, corte-o em sete pedaços e torre-os sobre uma chapa ou frigideira de ferro. Depois de torrados, soque-os muito bem, até reduzi-los a pó. Tire então um pouco da bebida da garrafa dele, mais ou menos meio copo, e coloque em uma garrafa limpa, despejando também aí todo o pó torrado. Tampe muito bem a garrafa e deixe descansar por 24 horas. Não se esqueça de escondê-la muito bem. Depois desse período, passe a mistura num coador de pano e despeje-a na primeira garrafa (da qual você retirou um pouco da bebida). Sacuda-a um pouco, para que fique tudo bem misturado. Jogue fora o pó coado.

PILEQUE OU BEBEDEIRA

É... um pilequinho de vez em quando é bom, mas uma bebedeira... portanto, se alguém beber demais, use essa simpatia que é instantânea, faça-a sem demora, antes que a pessoa comece a dar vexames: esprema umas gotinhas de limão dentro dos ouvidos do beberrão e... pronto! É cura na certa!

Mas, se preferir, você pode também pegar um pouco de sal grosso e, se o indisposto for homem, colocar um pouquinho dentro de seus bolsos; se for mulher, colocar cuidadosamente o sal dentro dos dois bojos do sutiã.

RESSACA

Todo bebedor conhece uma simpatia ou uma "receitinha" para se cortar uma ressaca e, com certeza, já deve conhecer aquela em que se usa cerveja. Portanto, quando acordar com ressaca, tome, ainda em jejum, um bom copo de cerveja. Nada mau, não é?

Se não tiver cerveja em casa, pingue duas gotas de amoníaco em meio copo de água e dê para o beberrão cheirar. Não é para tomar. A ressaca também passa na hora.

BEXIGA

Uma boa simpatia para ser feita por quem está com infecção na bexiga é tomar todas as manhãs, ainda em jejum, um chá feito com barbas secas de milho.

BICO-DE-PAPAGAIO

Eta dor danada! E o pior é que essa dor costuma demorar muito a passar, quando passa. Mas para sentir um enorme alívio, pegue uma garrafa contendo quase um litro de álcool, coloque umas quarenta folhas de guiné, tampe bem a garrafa e deixe curtir por sete dias. Se depois o álcool não estiver verde (por causa das folhas), espere então até completar 13 dias. Use o preparado três vezes ao dia, embebendo um algodão nesse álcool colorido e esfregando-o no lugar do bico-de-papagaio.

Essa infusão também é ótima para quem sofre de reumatismo. Neste caso, esfregue o líquido no local dolorido.

BOQUEIRA

Para se acabar com as boqueiras, basta colocar sobre elas as cinzas brancas dos cigarros. Repita quantas vezes forem necessárias.

BRONQUITE

Não há quem não conheça uma simpatia para bronquite e, entre as muitas que me chegaram às mãos, algumas pitorescas e engraçadas, outras complicadas ou mesmo impossíveis de se fazer, selecionei algumas.

Como cada organismo reage de uma maneira diferente, e a bronquite se manifesta por várias causas, espero que entre as simpatias aqui mencionadas esteja aquela que vai curá-lo de vez ou, pelo menos, aliviar as crises constantes.

Contudo, é importante que o doente saiba que precisa ter paciência, pois a cura da bronquite levará sempre algumas semanas ou meses. Por isso, não desanime! Quanto antes começar, melhor.

Então, vamos a elas.

Arranje um pedaço de bambu que tenha três nós. Corte em cima, deixando aparecer o buraco. Guarde a tampinha.

Pela manhã, ainda em jejum, recolha a primeira urina e coloque-a dentro do buraco do bambu, fechando-o em seguida com sua tampinha, que deverá ficar bem grudada. É evidente que a parte inferior do bambu não deve estar furada nem cortada. Enterre esse bambu dentro de um buraco bem fundo, para que fique bem escondido, e... esqueça-o.

Se achar mais fácil, substitua o bambu por um coco, procedendo da seguinte maneira: Fure o coco e jogue fora toda a água. Em seguida, encha o coco pelos buracos com mel puríssimo, daquele de favo. Os industrializados, vendidos em supermercados, não servem. Tampe os buracos com rolhas virgens, de maneira que fiquem bem vedados, e enterre o coco em lugar úmido por nove dias, num dia ímpar, de preferência na terça ou quinta-feira. Decorrido esse período, desenterre o coco, lave-o muito bem e coe o mel. Passe, então, a dar diariamente ao doente uma colher de sobremesa desse mel pela manhã em jejum e à noite. Quando todo o mel acabar, jogue o coco fora. Para crianças, dar uma colher de café.

Quando comprar lulas para o almoço, reserve uma e faça o seguinte: abra a lula, retire aqueles dois canudinhos e torre-os até reduzi-los a pó, guarde até a próxima lua minguante, quando, então, servirá para o preparo de um chá para o doente tomar. Para esse chá ficar mais agradável, pode ser feito com erva-doce, misturando-se nele o pó. O chá deve ser tomado coado e bem quente, pois dessa maneira o pó ficará disfarçado e será possível tapear o doente, uma vez que ele jamais poderá saber o que continha no chá que tomou.

Esta simpatia poderá ser feita na lua minguante, mas terá de ser repetida três vezes, ou seja, em três luas minguantes seguidas. Em cada lua minguante, pegue um inhame, corte-o ao meio e coloque um pouco do catarro do doente numa das metades; junte então as duas metades, amarre-as e enterre-as. Cada inhame deve ser enterrado em lugar diferente e distante um do outro.

Quando alguém em casa estiver com crise de bronquite, arranje imediatamente um pedaço de toucinho fresco no açougue mais próximo e esfregue-o no peito do doente. Guarde esse toucinho, pois terá de fazer a mesma coisa nos dois dias seguintes. No terceiro dia, logo depois de tê-lo passado no doente, jogue-o para um cachorro comer, mas você terá de ver o cachorro comer o toucinho.

Atenção! O toucinho não pode ser comprado. Tem de ser dado. Além disso, o açougueiro também não pode saber o que vai ser feito com ele.

Se no seu quintal, ou no sítio de sua amiga, houver alguns pés de bananeira-são-tomé, faça o seguinte. Consiga três umbigos dos seus cachos (o umbigo é o que fica pendurado na parte debaixo do cacho de banana). Corte-os, então, em pedaços, coloque-os numa panela com bastante água e deixe ferver em fogo brando até que os pedaços estejam cozidos. Coe tudo e coloque uma boa porção de açúcar nesse caldo coado. Leve novamente ao fogo e deixe ferver até que esteja bem grossinho, ou seja, com a consistência de um xarope. Deixe esfriar e guarde num vidro tampado. Dê diariamente ao doente uma colher de chá do xarope, três vezes ao dia, assim distribuídas: em jejum, à tarde e à noite, ao se deitar. O xarope deve ser tomado até que acabe, e os pedaços que ficaram na peneira devem ser jogados fora.

Se não dispuser de uma bananeira-são-tomé, espere até chegar uma sexta-feira e, quando o doente for se deitar para dormir, faça o seguinte:

Arranje um botão de roupa comum, porém branco (não o transparente, o branco mesmo) e pregue-o, também com linha branca, no lado de dentro da camisa ou paletó de pijama, bem na altura do seu peito, junto à pele. O doente deverá dormir assim, procurando manter o botão colado na pele. Na manhã seguinte, sábado cedo, corte a linha do botão, desprendendo-o. Vá com esse botão até qualquer bananeira e enfie-o em seu tronco, forçando bem para que ele entre todinho. Deixe-o lá para sempre.

Atenção! Ao fazer esta simpatia, procure uma bananeira nova, pois assim será mais fácil enterrar o botão.

Se alguém estiver com crise de bronquite, e você não tiver meios para fazer qualquer das simpatias citadas, não se desespere. Experimente a que se segue, pois, além de eficaz, não é nada complicada:

Primeiro cozinhe um ovo. Em seguida, descasque-o e segure-o com jeito, verticalmente. Corte o ovo de cima para baixo, em cruz (quatro pedaços), sem, contudo, destacar embaixo, para que as partes não se soltem. Com cuidado, afaste uma das partes, peça para o doente tossir e cuspir um pouco do catarro dentro desse ovo. Depois, feche-o bem, unindo suas partes, e jogue-o em um formigueiro.

Atenção! Esta simpatia é para ser feita durante uma crise.

Pode-se também acalmar uma crise de bronquite ou de tosse mastigando um dente de alho em jejum. Só não faça cara feia; nós sabemos que mastigar alho puro é horrível! E, em jejum... nem se fala!

Mas faça um pequeno esforço e verá que vai valer a pena.

Se você tiver um formigueiro no jardim e alguém em casa estiver com bronquite asmática, aproveite o formigueiro para curá-lo.

Durante três dias, faça com que o doente deixe um resto de comida após a refeição. Leve essa sobra para o formigueiro e, enquanto estiver jogando a comida dentro dele, diga: "Como as formigas vão comer essa comida de (dizer o nome do doente), que também levem sua bronquite."

Em seguida, reze três Padre-nossos e três Ave-Marias.

Repita tudo três dias seguidos.

Durante a Semana Santa, aproveite para fazer a simpatia que se segue, válida apenas na Sexta-feira da Paixão:

Uma das solenidades realizadas na Sexta-feira da Paixão é ir a uma igreja, para ver e beijar a imagem do Cristo morto, junto do qual muitas pessoas depositam dinheiro. Pois bem, entre nessa fila e combine com a pessoa que estiver à sua frente para que ela também deposite ali algum dinheirinho. Na sua vez, em vez de colocar dinheiro, você vai retirar dali um pouco do dinheiro que essa pessoa colocou. Ao sair da igreja, você terá de comprar alguma coisa comestível com esse dinheiro furtado (tem de ser com o valor total do dinheiro; não pode sobrar) e dar para o doente comer.

Quando estiver passando uma temporada na praia com a família e alguém tiver uma crise de bronquite, arranje um mamão verde, de preferência mamão-macho, corte uma tampa e faça o doente cuspir dentro do mamão o catarro que vem com a tosse. Coloque novamente a tampa e, com um barbante virgem, amarre-a bem. Vá até um local onde possa conseguir um barco – se tiver o seu, melhor – levando consigo o mamão, e siga de barco mar adentro, até ficar bem longe da praia. Jogue então o mamão no mar, dizendo as seguintes palavras: "Assim como a água do mar leva esse mamão, leva também a bronquite de (dizer o nome do doente)."

Atenção! Se você mesma não puder fazer isso, peça a quem tenha um barquinho para que o faça, levando com ele as palavras escritas num papel.

Aquele que tem bronquite também pode comprar óleo de capivara e tomar diariamente, pela manhã e à noite, três gotas, misturadas a algum líquido (no café com leite da manhã ou com leite à noite). Isso deve ser feito durante um mês.

Esta simpatia é recomendada para bronquite asmática. Para fazê-la, será preciso obter o seguinte: três litros de leite, três garrafas vazias de um litro, três rolhas virgens e três pedaços de carvão. A simpatia é realizada em três dias e cada ingrediente serve para um dia.

No primeiro dia, despeje o litro de leite fresco dentro de uma das garrafas e dê para o doente tomar, na própria garrafa, apenas um gole. Tampe a garrafa com uma das rolhas e faça uma cruz com um dos pedaços de carvão sobre ela. Em seguida, enterre-a. Nos outros dois dias, proceda da mesma maneira, enterrando cada garrafa em um lugar diferente e um pouco distante das outras.

Os pedaços de carvão usados devem ser jogados fora e as garrafas enterradas, esquecidas.

Esta simpatia é menos trabalhosa e também serve para bronquite asmática. Em casas de ervas compre um pedaço de couro de jacaré-d'água de mais ou menos 10 centímetros. Ponha esse couro numa frigideira e leve ao fogo para torrar. Depois de bem torrado, soque para reduzi-lo a pó. Guarde-o dentro de um vidro ou lata e, diariamente, misture um pouquinho desse pó em qualquer alimento que o doente vá comer (feijão, sopa etc.).

Faça isso até terminar todo o pó, mas tenha cuidado para que o doente nunca saiba o que foi feito.

Para bronquite asmática, experimente também tomar o seguinte preparado, ainda em jejum: coloque três colheres de sopa bem cheias de farinha de mandioca crua num copo comum e complete-o com água. Deixe repousar por 15 minutos e então tome essa água.

Outra opção para curar bronquite é arranjar uma pedrinha do tamanho de um ovo de codorna (dessas de paralelepípedo, ou seja, de pedreira, ou daquelas pedrinhas amarelinhas) e colocá-la sobre o fogo até que fique bem quente. Em seguida, deve-se encher um copo pela metade com leite frio, colocar dentro dele a pedrinha, que vai estar pelando, e dar para o doente tomar imediatamente esse leite. Faça isso uma vez por dia, durante três dias.

Mesmo que o doente tenha feito alguma das simpatias citadas, poderá também tomar qualquer um dos seguintes chás, o que certamente ajudará na cura da bronquite:

Chá de cebola – Pique uma cebola branca pequena ou a metade de uma grande e coloque numa panelinha com um pouco de água. Tampe e leve ao fogo bem brando para cozinhar, porém tenha o cuidado de ir colocando sempre um pouquinho mais de água, para não secar o caldo. O chá estará pronto quando a cebola estiver bem cozidinha e o caldo, concentrado.

Depois de pronto, coe esse caldo, adoce e tome apenas quatro colheres de sopa ao dia. Jogue fora o que sobrar. A cebola que ficou na peneira deve ser desprezada.

Faça isso diariamente, até que a bronquite ceda. A cada dia, uma nova cebola, um novo chá.

Chá de folha de café – Para quem tem um pé de café enfeitando o jardim, nada mais simples do que fazer esse chá: apenas uma vez ao dia, três vezes por semana, tome à noite, ao se deitar, um chá feito da maneira normal com a folha bem verdinha do pé de café. Não é simples?

Chá de caroço de algodão – Arranje nove caroços pretos de algodão e divida em três porções: três caroços para cada dia, em dias alternados. Então, a cada um desses dias, faça um chá com três caroços, deixando-os cozinhar um pouco em fogo brando, para sair o suco do caroço. Tome em seguida.

Atenção! Se quiser melhorar o sabor deste chá, coloque também um pouco de erva-doce dentro de sua panelinha.

Chá de caroços de quiabo – É especial para acalmar crises de bronquite. Pegue sementes de alguns quiabos secos, torre-as bem e depois soque-as para reduzi-las a pó. Com esse pó, faça o chá. Use uma colher de chá para cada xícara de água.

Atenção! – Pode-se também misturar o pó no chá de erva-doce.

Muito bom também para acalmar a bronquite é pegar um nabo comprido (o redondo não serve) e apenas limpá-lo com um pano, sem lavá-lo. Em seguida, deve-se cortá-lo em sete, nove ou treze rodelas, dependendo do tamanho, e ir colocando as rodelas num prato fundo, entremeadas e cobertas com açúcar. Depois, cubra o prato com uma peneira e leve-o para passar a noite ao sereno. No decorrer do dia seguinte, o doente deverá ir tomando o caldo que se formou no prato, a primeira vez em jejum e as demais sempre que quiser durante o dia, até terminar todo o caldo. Jogue o nabo fora.

Atenção! O nabo deve ser preparado à noite.

CABEÇA

CASPAS

Fazendo qualquer das simpatias que se seguem, todas destinadas a acabar com as caspas, você vai fazer uma boa economia. E não vai nem precisar usar xampu.

Na hora de lavar a cabeça, depois que os cabelos estiverem molhados, coloque um pouco de sabão em pó perto das orelhas, na nuca e no alto da cabeça, como se estivesse fazendo cruz por trás da cabeça. Em seguida, esfregue bem, lave, repita a dose e... pronto! Adeus caspas...

Mas se hoje for dia de fazer feijão, quando ele estiver no fogo, cozinhando, retire um copo de sua água (sem sal) e passe no couro cabeludo, deixando ficar por vinte minutos. Depois, é só lavar a cabeça.

Continuando na base da economia, quando lavar os cabelos, substitua seu condicionador pelo seguinte preparado:

Consiga nove folhas do pé de limeira, coloque-as dentro de um litro de álcool e deixe curtir por três dias. Estará pronto para ser usado nos seus cabelos.

GALO NA CABEÇA

Quando levar uma pancada ou sofrer uma queda que atinja a testa ou a cabeça e perceber que um galo começa a se formar, pegue imediatamente uma faca de aço inoxidável, coloque a lâmina sobre o local machucado e pressione bem, ao mesmo tempo em que vai fazendo um movimento nas duas extremidades da lâmina, como se fosse gangorra. Faça isso por alguns segundos.

Se não tiver dessas facas, use uma comum, mas antes molhe a lâmina com vinagre.

QUEDA DE CABELO – CALVÍCIE

O melhor conselho é que todos plantem pelo menos um pé de bananeira no quintal. Além de ter a vantagem de dar frutos e ser decorativa, dependemos dela para fazer muitas simpatias.

E aqui vamos usá-la novamente: durante alguns minutos e em dias alternados, esfregue o couro cabeludo com o leite da bananeira.

CÂIMBRA

Ai, que dor! É a danada da câimbra outra vez, que não me deixa dormir!

Agora esse martírio vai acabar, porque você vai poder escolher e fazer a simpatia que mais lhe agrada. Vamos a elas:

Se no momento que der a câimbra você não souber o que fazer, pegue uma chave fria, de porta mesmo, e coloque sobre o local da dor. Se não tiver a chave, pode substituir por uma lâmina de faca, deixando-a sobre o local atingido até que a dor passe.

Atenção! Essa simpatia é indicada para quando a câimbra ataca os dedos do pé, o próprio pé ou a mão.

Se a câimbra for na perna, amarre no tornozelo da perna atingida um barbante virgem de algodão comum. Se for frequente, passe a usar esse barbante constantemente; não o retire. Esta simpatia é recomendada principalmente para quem gosta de um bom mergulho no mar ou umas braçadas na piscina. Quando o barbante se soltar ou arrebentar, despreze-o, substituindo-o por outro novo também virgem.

Se no momento da dor você não tiver um barbante virgem, pegue então um fio de linha preta e amarre no tornozelo da perna atingida pela dor.

Quando a câimbra chegar de surpresa, atingindo a panturrilha, seja na rua ou em qualquer lugar onde você não tenha meios para fazer uma simpatia que já conheça, faça o seguinte:

Fique de pé, tire o sapato, estique bem a perna, apoie com firmeza o calcanhar da perna atingida no chão e force bem o peito e os dedos do pé para cima e para trás. Fique assim até que a dor passe, o que acontecerá em poucos segundos.

Se acordar durante a noite com essa câimbra, continue deitado, estique bem a perna, force o calcanhar contra o colchão com firmeza e levante bem o peito e os dedos do pé para cima e para trás.

Há quem corte a dor da câimbra molhando o dedo na saliva, três vezes seguidas e passando a saliva no local da dor a cada vez.

Se a câimbra gosta de você e frequentemente vem lhe fazer companhia durante a noite, expulse-a de vez mantendo embaixo do seu travesseiro uma tesoura ou qualquer outro objeto que tenha propriedade de ímã.

Mas se tiver um pedaço de espelho quebrado em casa (não conserve espelho quebrado, pois não dá sorte), aproveite um pedaço dele para colocar debaixo do seu colchão, no lado em que você dorme. Assim as câimbras não vão mais incomodar.

Um saquinho contendo enxofre, carregado junto à pele, também corta logo a câimbra.

Muitas mulheres são atacadas pela câimbra apenas quando estão esperando bebê. É a chamada câimbra da gravidez. Para essas mulheres, basta amarrar um barbante de algodão comum, ainda virgem, em volta da coxa da perna atingida.

E mais uma para curar a câimbra: Fique de frente para uma parede, mantendo uma distância de mais ou menos um metro. Com o braço esticado, dobre seu corpo para frente, até que sua mão encoste na parede. Volte à posição normal, descanse um pouco e repita os movimentos três vezes. Esta simpatia deve ser repetida por sete dias, diariamente. Após os sete dias, você estará curado.

CAXUMBA

Você não é vacinado e nunca teve caxumba? Se você for adulto, tome cuidado, mas se ela te pegar, não se aflija, pois aqui você encontrará várias de simpatias que, feitas direitinho, farão com que a caxumba não traga problema e suma bem depressa. Quer experimentar? Então, vamos lá:

Pegue um limão, corte-o ao meio e esquente a parte cortada, a do sumo, na chama do fogo. Quando estiver bem quente, jogue rapidamente um pouco de sal na parte aquecida e imediatamente passe o limão no local da caxumba, sempre fazendo movimentos em forma de cruz. Enquanto estiver fazendo as cruzes com o limão, deve rezar três Ave-Marias. Só pare de fazer as cruzes quando terminar de rezar.

Saiba que podemos fazer várias simpatias com uma colher de pau comum, dessas que usamos para mexer angu, desde que esteja sem uso. Aqui estão duas delas:

• Esquente a colher de pau no fogo, besunte-a com azeite doce (rápido para não esfriar a colher) e, fazendo movimentos em forma de cruz, passe-a três vezes sobre a caxumba.

• Depois de ter esquentado a colher virgem, passe-a no pó de café e, também com movimentos em forma de cruz, passe três vezes sobre o local.

Uma porta de madeira é muito importante nessas simpatias para cortar a caxumba. Veja como proceder:

A pessoa doente terá de se levantar cedo e, ainda em jejum, chegar junto a uma porta, bater nela e dizer: "Caxumba, cachumbelê, bate na porta e vai te esconder."

Diga isso, bata na porta e... volte para cama.

Uma outra opção é o doente ficar atrás de uma porta do quarto ou da sala e dizer as seguintes palavras: "Caxumba, caxumbada, chego atrás dessa porta e dou três umbigadas."

Em seguida, deve bater com o umbigo três vezes na porta.

Repita esta simpatia três dias seguidos, uma vez por dia.

Já que você levou o doente para trás da porta, pode optar por essa outra simpatia: Estando ele atrás da porta, faça-o encostar nela o lado que está com a caxumba e, com uma das mãos fechadas, bata três vezes na porta, dizendo: "Esta porta tem três tábuas (bater três vezes, como se realmente estivesse batendo em três tábuas, uma depois da outra), caxumba e caxumbada não te deve nada."

Leve então o doente de volta para o seu repouso.

COBREIRO

Vamos cortar e acabar com este cobreiro?

Pegue uma faca de cozinha com ponta e sem uso. Coloque o lado de corte da faca bem pertinho do cobreiro, sem contudo encostar nele, e faça sete cruzes. Feitas as cruzes, diga as seguintes palavras: "Cobreiro sai-te daqui que a cruz de Cristo está sobre ti."

Repita isso por três dias seguidos.

Arranje três talos de mamona com mais ou menos 20 centímetros (de preferência com folha roxa), usando um talo a cada dia. Em cada dia, fazer com eles o seguinte:

- Pegue um talo e com um facão, sobre a tábua de carne, corte com uma tacada só um pedaço do talo, do lado das folhas (cabeça) dizendo ao mesmo tempo: "Cobreiro brabo corto a tua cabeça." E, logo em seguida, dê uma facada na parte de baixo (rabo) dizendo "e o teu rabo". Jogue fora essas partes cortadas (cabeça e rabo), deixando o talo do meio. Este deverá ser colocado sobre um lugar seco e aquecido, ficando ali.
- No dia seguinte, pegue mais um talo, fazendo a mesma coisa e colocando o talo do meio junto ao reservado.
- Faça com o último talo a mesma coisa. Junte o talo do meio aos outros que estavam reservados, e jogue-os em água corrente (riacho ou rio) para que a água os leve embora.

Atenção! A cada dia, depois de ter feito as simpatias, reze um Pai-nosso e três Ave-Marias. Após ter jogado os talos no rio também reze um Pai-nosso e três Ave-Marias.

Usando ainda uma faca virgem de cozinha bem pertinho do cobreiro, faça agora apenas uma cruz e diga as seguintes palavras "Corto o bicho, rabo e cabeça, voltarás atrás, não irás adiante morrerás onde nasceste."

Repita isso por três dias seguidos.

Mas se você tiver em casa um pedaço de toucinho fresco, passe-o no lugar afetado e, logo em seguida, enterre-o num formigueiro.

Esta simpatia também serve para ERISIPELA.

Também se pode cortar o cobreiro preparando-se uma mistura com um pouco de pólvora e suco de limão, passando-a sobre o local com uma vassourinha-do-mato.

Repita por três dias seguidos.

COLESTEROL

Se apesar de tudo que você tem feito seu colesterol continua alto, experimente fazer uma dessas simpatias:

• Como em sua casa sempre tem coco para fazer deliciosos doces, peça para tirar os cabelos de um coco e faça um chá com eles. Tome um pouco desse chá três vezes ao dia, até que melhore.

• Você também pode pegar uma berinjela crua da geladeira – se for grande, melhor – cortá-la em sete pedaços e colocá-los dentro de uma jarra, contendo água filtrada. Deixe a jarra na geladeira e vá bebendo dessa água sempre que tiver sede.

COLITE

Hum! Quanta gente deve estar precisando fazer essa simpatia... Você também? Então, experimente tomar um chá feito com folhas de pitanga e carambola por três dias seguidos.

COLUNA

Será que você é um dos poucos felizardos que não têm problemas de coluna? Pois então, parabéns!

Mesmo assim, é sempre bom conhecer algumas simpatias, para poder aliviar as terríveis dores de quem necessitar de ajuda.

Bom, creio que não será difícil conseguir uma tira razoavelmente larga e comprida de couro de boi (a pele). Você poderá encontrá-la em casas que vendem couro. Pois bem, coloque essa tira sob o colchão da cama do doente, ao comprido e do lado onde ele costuma dormir. Deixe-a ficar aí, por tempo indeterminado.

Se for mais fácil, substitua o couro por uma cana-de-açúcar verde, ou cana-d'água, bem comprida e reta. Em seguida, coloque a cana de pé junto à pessoa e corte-a na altura dela, ou seja, a cana deverá ter a altura do doente. Depois, proceda como anteriormente, mas quando a cana secar ou envelhecer, jogue-a fora. Se necessário, coloque outra cana debaixo do colchão.

Esta simpatia também faz melhorar tremendamente a dor da coluna. Compre uma garrafa de vinagre branco e coloque dentro dela (sem tirar o vinagre) sete giletes cortadas ao meio no sentido do comprimento. Tampe bem a garrafa com uma rolha e deixe as giletes agindo por sete dias. Então, molhe um chumaço de algodão ou um pano nesse vinagre e passe no lugar da coluna onde se instalou a dor.

Faça primeiramente três vezes ao dia. Quando melhorar, duas vezes; em seguida, apenas uma vez, até passar completamente a dor.

Outra boa simpatia é comprar um pedaço de arame virgem e enrolá-lo na cintura, bem junto à pele. O arame deverá ser usado ininterruptamente, inclusive durante a noite. É como se fosse uma pulseira na cintura. Mas atenção: enrole bem as pontas para não machucar.

COQUELUCHE

Para não pegar coqueluche, arranje uma noz-moscada, faça nela um furo de lado a lado e enfie uma linha através dela. Pendure então no pescoço, como se fosse um colar, e use sem tirar. Se perder ou cair, não pegue nem procure. Faça um novo colar, com nova linha e nova noz-moscada.

Ótimo para curar coqueluche é dar ao doente, ainda em jejum e por três dias, uma colher de sopa de leite de égua.

Outra simpatia para coqueluche é a seguinte:

Corte uma beterraba de bom tamanho em sete rodelas e coloque-as uma sobre a outra num prato fundo, entremeadas com uma colherada de açúcar. Cubra com uma peneira e leve ao sereno, deixando aí pernoitar.

No dia seguinte, em jejum, dê ao doente a calda que se formou no prato. Se não der para tomar tudo de uma só vez, pode-se esperar um pouco, mas o doente precisa tomar tudo. Jogue a beterraba fora. (Evidentemente, esta simpatia terá de ser preparada à noite.)

Atenção! Essa simpatia também serve para bronquite.

Caso o doente tenha horror a quiabo, é melhor que não saiba o que vai ter de tomar na próxima simpatia. Mas quando ele sarar, é bom contar a ele. Quem sabe ele não vai olhar o quiabo com mais simpatia, não é mesmo?

Então vamos ao seu preparo:

Corte e cozinhe 250 gramas de quiabo em um pouquinho de água e em fogo brando até que a baba tenha saído toda de dentro dos quiabos. Coe e coloque nessa baba coada uma boa porção de açúcar, dependendo da quantidade de baba obtida, e torne a levar ao fogo brando até que engrosse, formando um xarope.

Depois de frio, dê colheres de sopa do xarope ao doente.

Atenção! O coador não pode ser muito fino, para que toda a baba possa transpassar.

Para prevenir-se da coqueluche, faça o seguinte:

• Arranje nove rodelinhas de sabugueiro, enfie- num barbantinho virgem com a ajuda de uma agulha e ponha o colar no pescoço da pessoa, que deverá usá-lo até que ele seque bem. Se o colar cair ou se perder, ignore.

• Você também pode fazer um breve com três pimentinhas-do-reino pretas e três pedrinhas de cânfora. Pendure-o no pescoço com uma linha.

Se cair ou perder, não pegue nem procure.

Mas se não teve tempo de prevenir, aqui vai uma simpatia que, pelo jeito, deve ser até gostosa de tomar: corte em fatias finas um umbigo de banana-são-tomé, junte uma cerveja preta e um tablete de rapadura. Leve tudo ao fogo e ferva por trinta minutos, deixe esfriar e tome como xarope.

CORRIMENTO VAGINAL

Quando o corrimento não for causado por algo mais sério, passará fazendo-se o seguinte:

Durante uma semana, uma vez ao dia, ferva um litro de água, tire do fogo e misture duas colheres de sopa de vinagre branco (vinagre de álcool). Faça então um banho de assento, com a solução o mais quente que suportar. Permaneça nesse banho até que a mistura esteja quase fria.

Pode também, se preferir, fazer este mesmo banho de assento usando um chá bem forte de camomila preparado com um litro de água; neste caso, porém, o banho terá de ser feito três vezes ao dia, por três, cinco ou sete dias.

DISENTERIA – DIARREIA – CÓLICAS

Vamos cortar essa diarreia, antes que sobrevenha uma desidratação? Então, escolha rapidamente a simpatia que achar mais fácil:

- Em um copo comum de água, coloque uma colher de sopa de farinha de trigo, outra de açúcar e o suco de um limão galego, de preferência. Acabe de encher esse copo com água filtrada. Pegue um copo vazio e passe várias vezes a mistura de um copo para outro, até que a bebida fique espumante. Então, beba tudo de uma só vez.
- Coloque duas colheres de sopa de farinha de mandioca de mesa em um copo e complete-o com água filtrada. Deixe repousar assim por uma hora, a fim de que a farinha possa inchar. Coe a farinha, jogue-a fora e coloque na água o caldo de um limão. Não coloque açúcar. Tome tudo de uma só vez.

Se tiver um pé de goiaba no seu quintal, isso vai ajudar muito a melhorar – ou mesmo curar – a sua diarreia.

Portanto, apanhe uns brotinhos da goiabeira e prepare um chá com eles. Tome esse chá; é até bom um chá com gostinho de goiaba, não acha? Logo a melhora se fará sentir.

Ai, que dor de barriga!... Pronto, o intestino está desarranjado, e bem no meio da rua... E agora?

Agora, você precisa se virar. Procure três pedrinhas no chão; é muito fácil encontrar pedrinhas no meio da rua, e se você for homem coloque essas pedrinhas no seu bolso esquerdo, se for mulher, dentro do sutiã, também do lado esquerdo.

DESMAIOS OU ATAQUES

Quem sofre frequentemente de desmaios ou ataques deve andar sempre com uma chavinha de São Valentim pendurada no pescoço.

Essa chave pode ser encontrada em casas de ervas e em lojas que vendem velas e santos.

DIABETES

A primeira urina da manhã, colhida em jejum, é muito importante para algumas simpatias feitas para a melhora da diabetes.

Uma delas é fazer o primeiro xixi em um pedaço de papel higiênico, ensopando-o, e colocá-lo imediatamente em cima de um formigueiro.

Outra é arranjar um mamão verde, de preferência macho, cortar uma tampa na parte de cima e despejar dentro dele a primeira urina da manhã, em jejum. Recolocar a tampinha e, o mais depressa possível, enterrar esse mamão, de pé, num buraco fundo, cobrindo e tampando bem o buraco com a terra.

Nunca mais o doente poderá passar por esse lugar. Por isso, antes de fazer esta simpatia, deve-se escolher bem o local.

Atenção! Aconselha-se a fazer o buraco de véspera ou bem cedinho, antes de começar a preparar a simpatia.

Seguindo as instruções da simpatia anterior, pode-se substituir o mamão por um coco, porém se deve primeiro furá-lo para tirar a água, substituindo-a pela primeira urina.

Esta simpatia deve ser feita por quem não gosta de tomar água-de-coco, porque, depois de enterrá-lo, jamais o doente poderá tomar dessa água.

A simpatia que você vai conhecer agora é bem diferente das anteriores e é também mais fácil de fazer. Veja só:

Consiga ou compre um galho de mais ou menos 100 gramas da planta unha-de-vaca, que deve estar com as folhas e flores da cor branca.

Soque tudo e coloque dentro de um vidro com meio litro de álcool. Tampe muito bem e deixe curtindo por vinte dias. Então, tome 15 gotas em um pouquinho de água todos os dias pela manhã, em jejum, até que o açúcar do organismo tenha diminuído.

Esta simpatia é ótima para diminuir a taxa de açúcar. Será preciso um punhado de café com casca, três maracujás azedos e três litros de água.

Com a mão direita, pegue o punhado de café e ponha numa panela juntamente com os três litros de água. Reserve. Coloque cada maracujá de pé e corte-os ao meio, no sentido do comprimento. Com a mesma mão, pegue as três partes do maracujá que ficaram do lado esquerdo, vá até uma janela e, de costas, jogue-as para fora, dizendo: "A diabetes que vá para o inferno." Coloque na panela as outras três partes que sobraram e deixe tudo ferver e cozinhar até que fique reduzido a um copo. Coe e tome uma vez por semana, durante três semanas seguidas.

DORES

DOR DE CABEÇA

Apesar de uma dor de cabeça servir de pretexto para declinarmos de um convite que não nos agrade, poucas pessoas podem se vangloriar de jamais terem sido acometidas por uma. Inegavelmente, elas são umas felizardas!

Mas se você não está neste rol e não gosta muito de tomar qualquer analgésico, experimente fazer uma das simpatias que se seguem:

- Corte uma batata inglesa em rodelas não muito finas, coloque-as sobre a testa e amarre um pano (como se fosse uma faixa) para que elas não caiam. Procure repousar por algum tempo, de preferência em um quarto escuro. Ainda melhor é embeber as batatas e a faixa em café frio coado antes de colocá-las.
- Faça uma mistura de pó de café fresco com manteiga ou óleo, espalhe sobre a testa e cubra tudo com um papel fino.
- Se tiver facilidade de obter folhas de marianeira, tome essas folhas emprestadas da planta, coloque-as na testa e amarre. Quando a dor passar, terá de devolver essas folhas, colocando-as no lugar de onde foram retiradas.
- Bem fácil e eficaz é pegar folhas frescas e graúdas de hortelã, amassá-las bem, colocar na testa e amarrar com uma faixa.
- Uma ou duas folhas de mamona também servem para amarrar à testa; aliviam bem a dor de cabeça.
- Aguentar uma enxaqueca realmente não é mole... mas quando ela aparecer, experimente colocar os dedos do polegar nas duas têmporas e pressionar, enquanto, com os outros dedos, tamborila a testa com muita força. Faça isso por cinco minutos contínuos, com os olhos fechados. Repita três ou quatro vezes.
- Espante sua dor de cabeça da seguinte maneira: primeiramente, pegue dois copos; em um deles, prepare meio copo de limonada; no outro, coloque água até a metade e misture aí uma colher de chá de bi-

carbonato de sódio. Tudo pronto? Então vamos agir: tome primeiro a solução de bicarbonato e, logo em seguida, a limonada. É importante que nada seja ingerido durante a meia hora seguinte.

• Muito bom também para curar e evitar dor de cabeça é comprar em casas de ervas uma rama de melão-de-são-caetano e colocar debaixo do seu travesseiro, deixando ficar até secar.

• Coloque uma bolsa de gelo na cabeça e, ao mesmo tempo, mergulhe as duas mãos num recipiente fundo, contendo água bem quente. Isso também proporcionará bons resultados.

• Para tão cedo ou nunca mais ter dor de cabeça, faça um travesseiro com essência de dormideira e durma sempre com ele.

DOR DE DENTE

Puxa! Estou com uma bruta dor de dente, que me dá até vontade de subir pelas paredes...

Se essa dor de dente for nevrálgica, e não dente aberto, faça logo um escalda-pés bem quente.

Para curar uma forte dor de dente pegue um pedaço de barbante comum virgem e dê nele nove nozinhos, porém, a cada nó que der, reze uma Ave-Maria (nove nós, nove Ave-Marias). Coloque-o no pescoço, como um colar, junto à pele. Esta simpatia é ótima para crianças.

Você pode ainda fazer outra simpatia: amasse três dentes de alho e coloque sobre o pulso do lado contrário ao do dente doído, amarrando com um pano para não cair.

Se tem alguém em casa com muita dor de dente, faça junto com ela essa simpatia: pegue uma tesoura aberta e diga as seguintes palavras:

> Santa Apolônia tinha três filhas,
> uma lavava, outra cosia e a outra passava;
> A que cosia perguntou:
> "Ó Virgem, com quem reza a dor de dente?"
> A Virgem respondeu:
> "Três galhos de monte aguado da fonte."

Reze, então, três Padre-nossos e três Ave-Marias.

DOR DE ESTÔMAGO

Quando uma dor de estômago aparecer, procure na geladeira para ver se encontra uma cenoura já cozida; se encontrar, frite essa cenoura e, depois de frita, junte a ela uma colher de sopa de mel e coma esta mistura. Vai ver como a dor a deixará em paz.

Se você for como eu, que adoro tomar um chá, prepare um com erva-doce e um pouquinho de noz-moscada ralada. Coe e tome de vez em quando ou quando sentir dor de estômago.

Mas você vai se despedir da sua dor de estômago fazendo, durante sete dias, o seguinte: pela manhã bem cedinho em jejum, coma uma pera com a casca e, até meio-dia, não coma nada de massas.

E pode dizer adeus à dor de estômago!...

DOR DE GARGANTA – INFLAMAÇÃO – AMÍGDALAS

Quando estiver com dor de garganta, nada mais fácil do que fazer essa simpatia: se você for mulher, amarre no seu pescoço uma meia de homem usada (aguente firme...) virada do avesso. Se for homem, faça o mesmo com uma meia feminina.

Se a dor estiver muito forte, a ponto de não poder engolir nada, rale três grãos de pimenta-do-reino, pegue uma colher de metal e com a ponta do cabo pressione o final da língua. Coloque, então, o pó da pimenta bem na campainha da garganta, fazendo com que o cabo da colher toque três vezes nela.

A sensação pode não ser muito agradável, mas vale a pena fazer, porque é batata!

Quando alguém (ou você) estiver com uma forte dor de garganta e não souber o que fazer para melhorar, experimente fazer o seguinte: dobre seu dedo indicador (ou o de quem estiver com a dor) e coloque os nós dos dedos, levemente entre os dentes, enquanto fala:

> Mulher boa homem ruim
> casa velha estrela rota,
> oh, meu Senhor São Brás
> levantai meus ais da boca.

Você também pode ferver cinco folhas de erva-de-santa-maria em um pouquinho de água e, em seguida, colocar a erva num pano umedecido com essa água da fervura e amarrar no pescoço.

Se a garganta estiver muito inflamada, mastigue alguns brotos de agrião.

A próxima simpatia é muito recomendada para crianças:

Antes de marcar uma operação de amígdalas, a não ser em casos extremos, experimente fazer isso: uma hora e meia ou duas após o almoço e o jantar, coloque uma colher de sopa de sal grosso em meio copo de água fria. Dê uma mexida na água, mas não coe nem desmanche o sal. Faça a criança gargarejar com essa água.

A cada vez que fizer, use nova água e novo sal. Assim, as amígdalas vão desinflamar e recolher.

Repita o procedimento duas vezes por dia, por três ou cinco dias.

DOR DE OLHOS

Quase já não se ouve mais falar em dor de olhos; mas se você tiver, faça essa simpatia: pegue sete galhinhos de arruda, lave-os bem e coloque-os em meio litro de água, deixando a mistura pernoitar no sereno coberta com uma peneira.

No dia seguinte bem cedinho, antes do sol nascer, recolha essa água e lave bem o olho com ela (apenas lave, não pingue dentro do olho).

Repita isso por três dias, voltando sempre a água com a arruda para o sereno.

Quando chegar perto de alguém que esteja com dor de olhos, evite que a pessoa pegue em você, dizendo as palavras "cotovelo comadre", se for mulher, e "cotovelo compadre", se for homem.

ENGASGO

Você já passou pelo vexame de engasgar-se com comida ou bebida no meio de um jantar de cerimônia? Nada mais desagradável, não é mesmo? Mas como o engasgo não respeita normas nem lugares, o jeito é mesmo fazer com que passe o mais rápido possível. Por isso, aprenda a fazer uma das simpatias a seguir, porque, mesmo que você não precise delas, poderá acudir o seu vizinho da mesa.

Naturalmente, a esta altura, como todos já estão olhando para você, é claro que não vai fazer a única coisa que conhece para passar o engasgo, ou seja, levantar bem os dois braços com as palmas das mãos abertas para cima, como se quisesse alcançar o teto. Isto realmente resolve, mas poderá fazê-lo em outras ocasiões.

Discretamente (se é que nesses momentos pode-se ser discreto), pegue um copo vazio e dê apenas uma virada nele, ou seja, dê uma meia-volta sem levantá-lo da mesa, de pé mesmo, como está, colocando-o no mesmo lugar.

Então... Uff! Que alívio...

Para acudir alguém que se engasgou perto de você, levante rapidamente o braço direito dessa pessoa, esticando-o bem e fazendo com que a palma da mão fique bem aberta. Fale então por três vezes: "Valei-me São Brás!"

São Brás também vem em socorro quando se bate nas costas do engasgado, dizendo essas palavras:

São Brás e caroço
engole a carne e deixa o osso.

Mas se você estiver muito aflito para socorrer o engasgado e não se lembrar das palavras anteriores, diga apenas isso: "São Brás, acuda... (dizer o nome do engasgado)."

Como você pode ver, São Brás tem de estar sempre por perto de quem se engasgar. Eis mais uma simpatia que apela para o santo e que também é muito fácil de se lembrar para prestar ajuda. É só dizer:

Caldo de feijão sem sal
com arroz sem sal – São Brás.
Repita tudo três vezes.

Quando você se engasgar e estiver sozinho, lembre-se de pegar as duas pontas de cima das orelhas e levantá-las bruscamente (como se fosse um puxão de orelhas para cima). Faça isso com a cabeça bem levantada e virada para trás.

Se alguém que está perto de você se engasgar à toa (com água ou mesmo com saliva), sopre com força os dois ouvidos dele, que o engasgo cede imediatamente.

E vamos invocar mais um santo para cortar esta aflição. Desta vez é São Sebastião. Se você tiver esse santo em casa, na hora que alguém se engasgar, pegue um barbante, meça a altura do santo e, com esse pedaço medido, amarre o pescoço do engasgado (não o enforque). Se a medida for pequena, dobre o comprimento do barbante e, se necessário, vá dobrando sucessivamente a medida.

Quando você perceber que uma pessoa se engasgou com espinha de peixe, ponha-se na sua frente e diante dela, que deve ficar com a boca fechada, e diga três vezes as palavras que se seguem, ao mesmo tempo em que faz o sinal da cruz: "Casa velha, peixe frito, esteira velha."

Repita três vezes.

Em seguida, mande a pessoa abrir a boca e botar a língua de fora. E... Veja! A espinha veio na ponta da língua!

Para terminar esta simpatia, reze três Ave-Marias.

EQUIMOSE

Aiiii... Que dor!!!

Uma pancada na quina da mesa ou da cama dói de verdade, e essas batidas deixam como saldo uma horrível mancha escura bem no meio da perna. E agora?

Calma. Você não vai deixar de usar seu biquíni por causa disso; a equimose vai melhorar muito se você fizer o seguinte: pegue algumas folhas de salsa, coloque-as dentro de um pequeno recipiente, esmague-as muito bem e acrescente um pouco de aguardente.

Aplique como compressas sobre o local, deixando por algumas horas e renovando-as de vez em quando para manter o lugar sempre úmido com essa solução.

ERISIPELA

Se você, que tem erisipela, não for um apreciador de mamão, não vai achar nada ruim fazer essa simpatia. Por quê? Leia e verá:

Pegue um pedaço de barbante comum virgem e passe-o ao redor da perna, bem por cima da erisipela. Tire a medida dessa circunferência e, no lugar marcado, corte e dê um nozinho na ponta que cortou.

Leve esse pedaço medido e cortado até onde tiver um mamoeiro e, bem juntinho dele, enterre esse barbante.

Aí está, a pessoa que estiver com a erisipela nunca mais poderá comer mamão.

Para se fazer esta outra simpatia, é preciso ter os itens que se seguem, nas devidas proporções, podendo aumentar ou diminuir: meio litro de óleo diesel queimado, 100 gramas de orelha-de-pau (em casa de ervas) e um tubo da pomada Hipoglós. Uma vez em posse dos ingredientes, faça o seguinte.

Primeiro, esfarele bem a orelha-de-pau, reduzindo-a a pó. Feito isso, misture tudo até que forme uma pasta. Passe este preparado generosamente sobre a erisipela e, em seguida (o que é muito importante), cubra todo o local com uma fita vermelha de boa largura, de modo a cobrir totalmente a área afetada.

Repita o procedimento por três dias seguidos, mas, se achar necessário, pode fazer por mais alguns dias.

Esta simpatia também é ótima para se fazer em quem teve trombose na perna.

Você também pode fazer o seguinte: pegue um pincel fino ou uma pena de galinha, molhe-o no iodo e pinte com ele duas pulseiras na pele da perna, dando toda a volta; uma pulseira deve ficar logo acima da erisipela e a outra, logo abaixo, de modo que a erisipela fique no meio.

Mantenha a perna repousada o máximo que puder e, dentro de dois ou três dias... era uma vez a erisipela...

Para fazer esta outra simpatia você vai ter que se mexer um pouco, pois precisará encontrar um lugar que seja de terra e que fique bem afastado de sua casa, porque, uma vez feita a simpatia, você jamais poderá voltar a esse lugar, entendido?

A simpatia deve ser feita em três sextas-feiras seguidas. A cada uma delas, fará o seguinte: leve ao lugar escolhido um punhadinho de sal e reserve. Faça na terra um buraco para enterrar o sal, mas antes de fazer isso, diga essas palavras:

> Quando este sal nascer e Jesus
> morrer erisipela eu quero ter.

Repita essas palavras três vezes e, em seguida, pode enterrar o sal.

Nas outras sextas-feiras, abra novos buracos, repetindo tudo que foi dito na primeira vez.

Outra opção é comprar um pedaço de toucinho fresco no açougue. Passe-o bem na parte afetada e jogue esse toucinho imediatamente num formigueiro. À medida que as formigas forem se banqueteando com ele, a erisipela vai desaparecer.

Mas há quem prefira usar um breve. Para isso, pegue três dentes de alho roxo inteiros e com casca, coloque-os dentro de um pedacinho de pano branco e costure-o. Se a pessoa que vai usar esse breve for mulher, coloque-o na alça ou do lado de dentro do sutiã, bem junto à pele. Se for homem, deve usar o breve por dentro da camisa, também junto à pele.

Seja homem ou mulher, terá de usar o breve sempre, mesmo para dormir, só tirando um pouquinho na hora do banho.

Use este breve até que os alhos sequem; então, jogue-o fora.

Com isso, a erisipela secará e nunca mais voltará a incomodar.

Atenção! Falamos aqui da erisipela nas pernas, onde é mais comum, mas se for no braço, as simpatias citadas também servirão.

ESPINHAS NO ROSTO

Não esprema, não aperte, não machuque.

Lave muito bem o local, enxugue e passe suavemente um pouco de leite de mamão verde. Só isso.

ESPINHELA CAÍDA

Você, que é adulto, terá de fazer um pequeno esforço para se ver livre desse incômodo. Quando acordar e ainda em jejum, pendure-se numa porta, ficando com os pés suspensos, e diga três vezes as seguintes palavras:

> Jesus quando no mundo andou
> muita espinhela levantou.

É apenas isso.

A simpatia que se segue é para ser feita em crianças:

Aqueça um pouco de óleo e faça massagens na região das costelas até o umbigo da criança com esse óleo durante uns dois ou três minutos, tendo o cuidado de mantê-lo sempre quente.

Em seguida, cubra imediatamente todo esse local com um pano bem aquecido e umedecido nesse mesmo óleo quente e, por cima dele, enrole uma flanela seca, também aquecida (pode-se aquecer a flanela com o ferro de passar roupa).

Faça isso três vezes ao dia.

Atenção! – Deve-se manter a criança resguardada de vento e friagem.

ESPIRROS

Até que espirrar é gostoso, não acha? Mas há pessoas que não acham graça nisso, pois, geralmente, são acometidas por crises de espirros que só terminam após algum tempo. E isso geralmente acontece nos lugares mais impróprios. É de amargar!...

Se você é sujeito a essas crises (geralmente de fundo alérgico), corte esses espirros fazendo o seguinte: enrole um chumaço de algodão em alguma coisa comprida de metal, como uma agulha de crochê, arame grosso etc., que possa ir ao fogo. Isso porque, depois de enrolado, o algodão deve ser queimado nas chamas do fogo, até que fique bem queimado, o que acontecerá bem rápido. Cheire-o imediatamente cinco vezes com as duas narinas. Veja! A crise já passou!

Mas há também outra ótima maneira de se cortar esses espirros alérgicos.

Na hora da crise, peque alguns galhos de hortelã, ferva-os em água dentro de uma chaleira e aspire o vapor quente. Cuidado para não queimar as narinas, senão a emenda será pior que o soneto.

ESTÔMAGO

ACIDEZ

Pode-se curar a acidez do estômago fazendo-se o seguinte: pegue uma batata inglesa, lave-a bem e rale-a com a casca. Depois de ralada, esprema bem para sair todo o seu suco e beba-o antes das refeições. Em cada refeição, uma batata.

Faça isso por sete dias. Se necessário, repita por mais sete dias.

Atenção! A batata deve ser fresca, isto é, nova e durinha (murcha não serve) e de tamanho normal, ou seja, média.

Se você tiver preguiça de fazer a simpatia anterior, aqui vai outra muito fácil: pegue um palito de fósforo virgem na mão direita e levante esse braço, a fim de passá-lo por trás da cabeça, até alcançar o lóbulo da orelha esquerda, com a ponta preta do fósforo. Mantenha-se nessa posição, enquanto reza um Padre-nosso. Então, volte o braço à posição normal e repita tudo de novo por mais duas vezes (são três vezes ao todo).

Em seguida, jogue fora o palito de fósforo (sem usá-lo).

AZIA

Para quem sofre de azia, está aí uma coisa gostosa de se fazer: chupar uma laranja azeda, diariamente, após as refeições. Verá que alívio!

Se você tem a felicidade de ainda possuir um fogão à lenha (oh, adorável reminiscência!), em seu sítio ou fazenda, vai ser muito fácil aliviar esta azia. Basta colocar três pitadas da cinza branca (somente da branca) que restou dentro do fogão à lenha em meio copo com água e beber. Não precisa torcer o nariz. Não é tão ruim assim, e o alívio que você vai sentir valerá a pena.

Então, já que ainda está na fazenda, vá até o paiol, onde ficam armazenadas as espigas de milho para secar, escolha uma que esteja seca, arranque uma tira de sua palha e enrole-a em um dos seus dedos da mão, segurando-a por alguns instantes. Você vai ficar espantado ao perceber como a azia some imediatamente.

Mais fácil ainda é colocar uma pitada de pó de café sobre a língua, permanecendo assim por alguns minutos, ou então colocar sobre a língua um pouquinho de fermento em pó (do que se usa para fazer bolo) e deixar até dissolver.

Para fazer a simpatia a seguir é só decorar e dizer as palavras:

> D. Maria tem três filhas
> uma lava, outra cose e a outra... cura azia.

Não, não me esqueci das gestantes, que são sempre incomodadas com azias.

Então, futura mamãe, quando sentir azia, coloque na boca três caroços de milho e mastigue apenas as partes brancas dos grãos.

Veja que, enquanto vai mastigando, a azia também vai sumindo... sumindo... até desaparecer completamente.

ENJOO

ÂNSIA DE VÔMITO

Quando se sentir enjoado, pegue meio copo de água, misture meia colher de café rasa de noz-moscada ralada e tome. É um alívio!

Mas se não tiver a noz-moscada em casa, abra o armário da cozinha, pegue a garrafa do vinagre, abra-a e fique cheirando até que a ânsia de vômito passe.

Se sentir este enjoo num lugar onde não possa lançar mão de nada (por exemplo, na rua), faça uma figa com uma das mãos, apertando bem o dedão, até que passe tudo.

ENJOO DE GRAVIDEZ

Para esse tipo de enjoo, nada melhor do que a futura mamãe chupar bastante gelo.

ENJOO DE MÁ DIGESTÃO

Quando sentir mal-estar e enjoo logo após ter comido (má digestão), pegue três folhas de losna, esmague bem dentro de um copo e encha-o com água filtrada. Tampe o copo e, após aguardar alguns minutos, tome essa água.

Na falta da losna, prepare um chá feito com folhas de louro e cascas de cebola. É sensacional!

Atenção! Evidentemente, essas simpatias só funcionarão quando não for o caso de ingestão de comida estragada e, nesse caso, vai apenas um conselho: coloque o dedo na garganta e vomite o mais depressa possível.

ENJOO DE MAR

Para esse enjoo, também chamado de "mal de mar", comprima a boca do estômago com uma atadura estreita de flanela ou uma simples toalha de rosto.

ENJOO DE VIAGEM

Se você é sujeito a enjoar em viagens, faça, antes de viajar, qualquer das seguintes simpatias:

- Pegue uma boa porção de salsa de sua horta ou geladeira, trance um colar (como se fosse uma coroa) e use-o no pescoço, bem junto à pele, durante toda a viagem. Se não quiser que o vejam assim enfeitado, use um lenço ou echarpe por cima do colar, mas é importante que as salsas fiquem grudadas na pele.
- Coloque um pedaço largo de esparadrapo no umbigo, cobrindo-o por completo.
- Como seguro morreu de velho, antes de prender o esparadrapo, coloque uma moeda sobre o umbigo e, em seguida, o esparadrapo.
- Se você é apreciador de mel, aproveite então essa ocasião, usando-o na prevenção do enjoo. Uma hora e meia antes de viajar, comece a tomar uma colher de sopa de mel a cada quinze minutos.

Mas se você se esqueceu ou não pôde se prevenir contra o enjoo antes de viajar e sabe que, fatalmente, ele vai estragar seu passeio, pelo menos leia as simpatias que se seguem, e algo poderá ser feito durante a viagem.

- Ao sair de casa, leve consigo uma chave, e no momento que sentir que o enjoo vem chegando, agarre-a com força na mão.
- Mesmo que você não fume, não deixe de levar uma caixa de fósforos, pois ela vai livrá-lo do mal-estar do enjoo. No momento preciso, pegue um palito de fósforo sem uso, parta-o ao meio e coloque-o dentro da boca, mascando como se fosse um chiclete.
- Ou então, se preferir, tire da caixa três palitos de fósforos sem uso e coloque-os debaixo dos cabelos, bem em cima da cabeça. (Espero que não seja careca!...)
- Ao sentir o mal-estar próprio do enjoo, arranque uma folhinha ou um pedacinho de papel branco (só serve branco) do seu bloquinho e coloque-o atrás da orelha. É tiro e queda!

• Caso você tenha se lembrado de levar um pedaço de carvão para usar contra o enjoo, ele pode substituir o pedaço de papel branco.

• Será que você não vai conseguir comer os petiscos e os sanduíches que estão levando na viagem? É... parece que não. E se o enjoo já começou a incomodar, coloque pelo menos uma azeitona na boca e fique mastigando por algum tempo.

• E para evitar que vomite, fique mascando um pedaço da casca da laranja que está na sacola, junto com o farnel.

ESTÔMAGO DILATADO

Vamos ver se conseguimos diminuir esse estômago dilatado, que tanto o aborrece e incomoda, fazendo a simpatia que se segue. Ela deve ser feita em três segundas-feiras seguidas, tá?

Em cada uma delas, ao se levantar e ainda em jejum, tome um copo de água morna e, diante de um espelho grande (para que possa se ver por inteiro), diga essas palavras: "Eu não tenho estômago alto."

FALTA DE APETITE

Engraçado, todo mundo morre de fome e faz uma força danada para não comer. Você não. Será que está doente?

Pois bem, se faz questão de comer ou se realmente precisa comer mais, mastigue algumas folhas de salsa meia hora antes das refeições.

FERIDAS (EM PESSOAS ACAMADAS)

Nas pessoas doentes, principalmente as idosas, que ficam acamadas por muito tempo, normalmente aparecem essas feridas no corpo que, além de doerem, incomodam muito.

Mas para evitar que elas apareçam, coloque uma vasilha de água embaixo da cama do doente e deixe-a lá por tempo indeterminado, ou seja, até o doente se levantar.

FERIMENTOS

FARPAS E ESPINHOS ENCRAVADOS

Quando não conseguir tirar uma farpa (estrepe) ou um espinho encravado, não fique cutucando com a tesoura ou pinça, porque isso só vai piorar a situação. Além de não conseguir tirar o espinho, você vai machucar ainda mais o local e pode até vir a ter uma infecção.

Por isso, nada melhor do que fazer uma das simpatias que se seguem:

- Com um pouco de farinha de mandioca (farinha de mesa) crua, algumas gotas de azeite (não é óleo) e um pouquinho de água quente, forme uma pasta (quente). Coloque essa papa dentro de um paninho fino e ponha sobre o ferimento. Deixe ficar por algum tempo, mantendo essa papa sempre quente.
- Coloque um pouco de fel de boi no local. Após algumas horas, o espinho sairá facilmente.
- Bem mais fácil é raspar um pedaço de sabão virgem e seco e ir colocando água aos poucos, sempre misturando bem, até obter uma espécie de pasta. Coloque-a então sobre o local, cubra com um curativo e deixe por algumas horas. Depois, é só retirar o curativo com o sabão, e este puxará tudo.

PEQUENOS CORTES OU TALHOS

Os pequenos cortes às vezes sangram e assustam muito mais do que um grande ferimento. E se o sangue não parar, apesar de você já ter feito tudo que sabia, lance mão dessas simpatias, que são ótimas:

• Queime um pedaço de tecido de algodão, ou mesmo um chumaço de algodão. Assim que estiver tudo queimado e o fogo totalmente apagado, coloque-o sobre o corte.

• Pode também pingar algumas gotas de limão no local que está sangrando.

• Ou então peça a alguém para raspar com a faca um pouco de suco de cebola sobre o ferimento. Além de não inflamar, vai facilitar muito a cicatrização.

• Uma boa simpatia para se fazer num ferimento que está sangrando é passar um pedaço de sabão em barra no local.

PREGO ESPETADO

Quem anda descalço em quintais ou lugares de terra pode, de uma hora para outra, ser premiado com um prego enfiado no pé. Além da dor, há o perigo do tétano. Por isso, tire logo o prego e faça a simpatia que achar melhor:

• Esfregue um dente de alho no machucado até que saia sangue.

• Ao retirar o prego espetado, leve-o a ferver em um pouco de água; deixe a água esfriar um pouquinho e banhe bem o lugar machucado com esta água.

• Depois de retirar o prego, enterre-o numa metade de cebola. Em seguida, jogue a cebola fora (as duas metades) sem tirar o prego.

FLEBITE

Eis um ótimo preparado para curar flebite, que se deve ter em casa. Pegue um vidro (de mais ou menos um litro) que não tenha a boca muito estreita, coloque meio quilo de sal grosso e complete-o com álcool; tampe muito bem e deixe descansar por sete dias. Esfregue então na perna doente, mas esfregue apenas de cima para baixo.

Faça isso três vezes ao dia.

Atenção! Quando terminar o álcool, pode encher o vidro outra vez, reaproveitando o sal.

FURÚNCULO

Para curar furúnculos, é só entrar na cozinha, e lá você encontrará todos os ingredientes necessários às simpatias. Não ria não, estou falando sério. É só escolher a que achar melhor:

- Em um pratinho, coloque uma colher de café de farinha de mesa (mandioca), um pedaço de tomate bem maduro e uma rodela de banana-prata. Amasse tudo muito bem, coloque essa pasta sobre o furúnculo e deixe ficar por algum tempo. Repita isso várias vezes, sempre com novos ingredientes, até que ele fure.
- Tire da geladeira um limão e corte-o de maneira que possa retirar três caroços inteiros, em seguida, engula-os com um pouco de água. Repita isso nas duas semanas seguintes. São três semanas, um dia por semana, três caroços de um novo limão por dia. Portanto, são três dias, três semanas e nove caroços. Entendido?
- A cebola também entra no tempero desta simpatia. Asse uma cebola no forno e, depois de assada, ainda bem quente (o máximo que suportar), coloque-a sobre o furúnculo e cubra com um pano vermelho (tipo flanela). Deixe ficar por bastante tempo, ou seja, até que a cebola e o local estejam bem frios.
- Muito bom também para aplicar no local, em compressas, é uma pasta feita com mel (puro) e farinha de trigo.
- Se você tem facilidade de conseguir folhas de pimenta-malagueta, vai ser fácil acabar com o furúnculo. Primeiro, passe sobre o furúnculo azeite doce morno e, em seguida, cubra-o totalmente com as folhas da pimenta.
- Compre um pouco de massa de pão crua e coloque dentro de uma lata de farinha de trigo. No dia seguinte de manhã, faça com ela três bolinhas do tamanho de um comprimido. Tome com água e só se alimente depois de meia hora.

GAGUEIRA

Por favor, não ria quando uma pessoa gaga estiver tentando lhe contar um caso. Em vez de zombar, você bem que poderia ensinar-lhe uma simpatia para que ela se cure da gagueira. Acho que ela ficaria muito feliz.

Portanto, escolha uma das que se seguem:

- Cura-se facilmente a gagueira de uma pessoa fazendo com que ela vá até a beira de um rio ou riacho (tem de ser água corrente) levando consigo uma latinha com um pouquinho de areia. Uma vez lá, o gago deve ficar de costas para o rio e jogar para trás três punhadinhos ou três pedrinhas de areia (que devem cair na água).

Feito isso, ele deve sair dali imediatamente e ir embora sem olhar para trás.

- Se estiver em um dia de muito calor, nada melhor para a pessoa gaga do que procurar uma cachoeira, botar um maiô ou sunga e ficar debaixo dela (a cabeça também), falando bem alto uma porção de coisas, como se estivesse fazendo um discurso para o mundo todo ouvir. Este procedimento deve ser repetido algumas vezes.

GARGANTA

IRRITAÇÃO

Para aliviar a coceira e a irritação na garganta, bem como para cessar a tosse noturna, não tenha preguiça: levante-se da cama e vá rápido até a cozinha tomar um pouco de leite quente com... sal! Não, não é tão ruim assim.

LARINGITE

Antes de dormir, faça o seguinte gargarejo: meio copo de água morna, meia colher de café de sal e duas gotas do leite do caule de bananeira.

PERDA DE VOZ

Uma boa simpatia é cozinhar algumas cenouras com pouca água em fogo brando e tomar o caldo concentrado obtido com mel puro.

ROUQUIDÃO

Vamos acabar com essa rouquidão? Pois faça um pouquinho de chá com três cravos-da-índia e tome apenas três goles por dia.

A cada dia, faça um novo chá, com novos cravos-da-índia, tomando até que acabe a rouquidão.

Um gargarejo feito com clara de ovo batida em neve e suco de meio limão acrescentado, vai deixar sua voz límpida e pronta para você cantar sua música favorita.

Se forem preparar quiabos para o almoço, roube um deles, corte em rodelas dentro de uma xícara do chá, derrame água fervendo por cima, abafe por alguns minutos e tome esse chá ainda bem quente.

GASES

Não deixe de ter sempre guardada no armário de sua cozinha uma noz-moscada, pois ela também vai aliviar o mal-estar que os gases às vezes provocam, eliminando-os.

Para isso, rale um pedaço da noz-moscada numa xícara de chá, coloque água fervendo por cima e abafe. Aguarde alguns minutos, mexa bem, coe e tome.

GASTRITE

Você, que sofre de gastrite e mora em cidade grande, vai ter de se virar para poder fazer essa simpatia. Sabe por quê? Porque precisará encontrar uma galinha viva (galinha caipira, de quintal).

Uma vez que tenha conseguido a galinha, mate-a e tire a moela inteira. Torre-a muito bem, reduzindo-a a pó.

Faça então a pessoa doente tomar algumas vezes chá ou café misturado com um pouco desse pó.

Mas se a sua gastrite estiver ainda no início, durante quinze dias você deverá comer em jejum uma maçã vermelha cozida com casca. É tão gostoso que nem parece simpatia, não é mesmo?

HEMORROIDAS

Está aí uma coisa que incomoda à beça! E quando dói... Nem se fala! E esta primeira simpatia é sensacional! Ela já livrou muita gente que estava às vésperas de uma cirurgia.

Pegue três brotos de mamona de talo roxo (não pode ser de talo verde) e faça um copo grande (desses de requeijão) de chá.

Estando o chá pronto, retire uma xícara de café, deixe esfriar e tome-o bem frio.

Complete o que sobrou no copo grande, que ainda estará quente, com água quente, para compensar o líquido retirado, entendido?

Em seguida, banhe bem o local das hemorroidas com esse chá quente (como se fosse um banho de asseio) até que o chá fique quase frio.

Faça isso apenas uma vez em um só dia, porém tudo terá de ser repetido sete dias depois, com novos talos roxos de mamona.

A fruta romã, que geralmente encontramos em cidades do interior, é muito usada para se fazer simpatias, e se você tiver facilidade para obtê-la, aproveite-a para aliviar sua crise de hemorroidas:

Descasque três romãs, junte suas cascas e leve ao fogo com água, para fazer uma infusão. Depois de pronta e ainda bem quente, faça com ela um banho local até que a água amorne. Em seguida, jogue essa infusão usada em água corrente (rio ou riacho), lugar esse onde a pessoa doente nunca mais deverá passar.

Se achar mais fácil, faça essa mesma infusão com as romãs, porém em quantidade maior. Depois de pronta, deixe esfriar bem. Separe um copo da infusão, que você deverá ir tomando aos pouquinhos durante o dia, e esquente bem o restante para fazer um banho de assento.

Depois de terminado o banho, abra uma torneira (da pia ou da banheira) e jogue aí a infusão do banho, pois a água corrente a levará embora.

Agora, conheça uma nova utilidade do tomate (por essa você não esperava): antes de se deitar, pegue um tomate maduro da geladeira (não, não é para comer), amasse-o bem, coe em uma peneira bem fininha (ou pano fininho), molhe um chumaço de algodão nesse suco de tomate e coloque diretamente na região das hemorroidas. Procure amparar esse algodão com um absorvente, ou uma fralda descartável (se tiver neném em casa, nada mais fácil). Se você for homem, não se acanhe (afinal, tudo agora é unissex) e, além do mais, isso é feito na hora de dormir e só deverá ser retirado no dia seguinte.

Faça isso algumas noites seguidas.

Mais uma surpresa... O repolho cru também ajuda muito a amenizar a crise de hemorroidas, por isso reserve algumas folhas do repolho que vai refogar para o almoço (tem de ser repolho bem fresquinho), triture-as muito bem e coloque-as no local, deixando por algum tempo. Já viu que vai ter de usar mais uma fralda do neném...

Se você estiver habituado a usar supositórios, não vai achar nada difícil fazer a próxima simpatia, embora vá morrer de rir, pois esse supositório nada mais é do que um pedaço de batata...

Descasque uma batata, lave-a muito bem, corte dela uma tira não muito fina, do tamanho de um supositório, e insira esse "supositório" no local.

Será que você tem um pé de carambola no seu quintal? Então, caiu a sopa no mel. Fazendo infusão de algumas folhas de carambola com água e usando-as em banhos bem quentes, você vai se sentir muito melhor. Faça isso quantas vezes puder.

Se as hemorroidas externas estiverem incomodando muito, arranje um pedaço de pano preto virgem e pressione com ele as hemorroidas para dentro (é só empurrar, não esfregar) por três vezes seguidas. Imediatamente após, jogue esse pano fora.

Experimente e verá.

Quem gosta de conforto preferirá usar um breve. Para isso, é só comprar um olho-de-boi em casa de ervas e fazer um. Se quem vai usá-lo for homem, deve colocá-lo no bolso; se mulher, em qualquer peça da roupa. O importante é que não se separem dele.

Você verá como as hemorroidas começarão a secar. Quando estiverem completamente secas, jogue o breve num rio (por ser água corrente).

IMPINGEM

Aproveite o temporal de hoje para fazer aquela simpatia de que você precisava para acabar com a impingem. Preste bem atenção: por três vezes seguidas, a cada vez que vir um relâmpago, diga: "psiu" (como se estivesse chamando alguém) "saia daqui, impingem". Diga isso passando a mão sobre a impingem, como se a empurrasse ou a expulsasse para fora. Estas palavras devem ser repetidas três vezes, sempre na hora que relampejar, entendido?

Uma boa simpatia é passar sobre a impingem tinta de escrever. Ainda com tinta de escrever, também se pode fazer essa outra simpatia: pegue uma caneta e vá desenhando à volta de toda a impingem pequenos semicírculos, meias-luas (com as curvas para fora e as pontas para o lado de dentro) como se fosse uma flor, deixando a impingem no meio (como um miolo).

Porém, a cada semicírculo que fizer, diga "Ave-Maria", até que termine todos os arcos.

Faça a "flor" uma vez por dia (dizendo também as "Ave-Marias", durante nove dias).

Algumas palavras mágicas podem ser ditas para expulsar a impingem. Assim, pela manhã e ainda em jejum, diga estas palavras, enquanto faz o sinal da cruz com o polegar da mão sobre ela:

Impingem rabingem
vai-te daqui
por causa de ti
comi e bebi.

Antes de dormir, faça a mesma coisa, porém substitua as últimas palavras por:

Não comi
não bebi.

Faça tudo diariamente até que a impingem suma.

Também em jejum passe um pouco de saliva sobre a impingem e, enquanto passa, diga:

Puxa daqui
hoje não comi, hoje não bebi.

Use novamente a sua saliva para fazer essa outra simpatia. Ao acordar pela manhã, em jejum e antes de falar com qualquer pessoa (permaneça calado), molhe o dedo na saliva, passe na cinza de cigarro e, em seguida, três vezes sobre a impingem.

Repita isso por três dias seguidos.

Para curar sua impingem, aproveite as cinzas dos cigarros que estão nos cinzeiros, misture-as com um pouco de suco de limão e passe no local afetado, deixando ficar por algum tempo.

Para o mesmo problema, você também pode dissolver uma colher de sobremesa de pólvora negra no suco de três limões médios. Com um palito, irrite ligeiramente o lugar e passe essa mistura duas vezes ao dia. No terceiro dia, a impingem já deverá ter cedido.

Como é bonito e repousante ver a lenha queimando na lareira ou numa fogueira... Portanto, aproveite o "choro" dessa lenha (aquela espuminha branca que sai da lenha queimando) e passe na impingem.

INFLAMAÇÃO (EXTERNA - LOCAL)

Para desinflamar o local (externo), uma boa simpatia é arranjar algumas folhas de tomateiro, amassá-las bem ou triturá-las dentro de uma panelinha, tampar e levar ao fogo brando, deixando esquentar bem. Coloque então as folhas amassadas e o suco (o mais quente que suportar) sobre o local inflamado e cubra com um chumaço de algodão e uma flanela, para conservar o calor por mais tempo.

Se necessário, repita.

ÍNGUA

Se a íngua aparecer, aproveite a beleza de uma linda noite estrelada, olhe para o céu e escolha a estrela que achar mais bonita. Fique olhando para ela e diga:

> Minha gloriosa estrela guia,
> disseram que morra eu e viva a minha íngua,
> mas eu digo e vos peço
> que viva eu e morra a minha íngua.

Repita esses versos três vezes seguidas.

Atenção! Se você não souber as palavras de cor, pode ler, mas olhe para sua estrela escolhida toda vez que terminar uma frase.

Você também pode olhar para a estrela escolhida, colocar a mão sobre a íngua e dizer:

> A minha íngua diz:
> cresça ela e míngue você,
> mas eu digo:
> míngue ela e cresça você.

Repita esses versos três vezes seguidas.

Com apenas um pouco de sal se faz a próxima simpatia.

Se a íngua for na perna, coloque um pouquinho de sal na parte debaixo de seu bolso, do mesmo lado que tiver a íngua. Se não tiver bolso, faça um pequeno saquinho, coloque o sal dentro dele e pendure na roupa, também do mesmo lado da íngua e no mesmo lugar que seria o bolso.

Se a íngua for no braço, coloque o sal no bolso de cima da camisa, do vestido ou do casaquinho que estiver usando. Se também não tiver bolso, faça o saquinho e coloque-o na parte de cima.

Se a íngua apareceu e a dor ainda é suportável, antes que ela aumente, faça o seguinte: vá até o jardim ou a lugar de terra, levando consigo uma faca de ponta e virgem. Se a íngua for na perna; coloque o pé desnudo sobre a terra; se for no braço coloque a mão bem aberta sobre a terra. Em seguida, pegue a faca e risque o contorno do pé ou da mão na terra.

Depois, tire a mão ou o pé e, ainda com a ponta da faca, faça três cruzes sobre o molde, repetindo as palavras abaixo sempre que riscar uma cruz: "Três, duas, uma – íngua nenhuma."

Compreendeu? Não? Então preste bem atenção:

Risque a primeira cruz e diga "três"; risque a segunda cruz e diga "duas"; risque a terceira e diga "íngua nenhuma".

Repita as palavras três vezes seguidas, sempre fazendo as cruzes.

Atenção! O pé ou a mão de que se tirar a medida deverá ser do mesmo lado da íngua.

Para fazer esta outra simpatia, escolha qualquer porta de madeira que tenha na sua casa. Se a porta tiver três tábuas, ótimo; senão, vamos fazer de conta que ela tem, tá?

Fique em frente a essa porta fechada pelo lado de dentro, faça de conta que ela tem três tábuas, uma ao lado da outra (não é de cima para baixo) e, olhando para a porta, diga: "esta porta tem três tábuas". Logo em seguida, com o dedo indicador ou com a palma da mão, encoste em cada tábua e, ao mesmo tempo, diga "uma", "duas", "três" cada vez que encostar. Em seguida, faça a volta, isto é, diga novamente: "Esta porta tem três tábuas, três, duas, uma – íngua nenhuma", encostando também nas tábuas.

Repita essas palavras três vezes seguidas.

Faça esta simpatia por três dias consecutivos, uma vez ao dia.

Atenção! Se a íngua for na perna, use a sola do pé em vez da mão. Em ambos os casos deve-se usar a mão ou o pé que fique do mesmo lado da íngua.

INSÔNIA

Não há nada que irrite mais do que ficar rolando na cama de um lado para outro, torcendo para o sono chegar e... nada.

Isso piora quando há uma pessoa ao nosso lado, ou no mesmo quarto, dormindo profundamente e até... roncando!

Mas aqui estão algumas simpatias que, certamente, farão você dormir como um anjinho.

Esta primeira simpatia requer apenas que você diga as seguintes palavras:

Curro Pi, Curro Pi
diabinho da mão furada
cada casa tem um canto
cada anjo que me guarda.

Atenção! Esta simpatia também serve para evitar pesadelos.

Muito agradável para chamar e perfumar nosso sono é colocar uma maçã grande perfurada junto ao travesseiro ou na mesinha de cabeceira.

Você também pode colocar todas as noites uma folha de alface fresca sob o travesseiro. Pode-se substituir a alface por folhas da planta dormideira.

Atenção! Esta simpatia também pode ser feita para crianças.

Outra forma de ter um sono sempre tranquilo é manter permanentemente embaixo do travesseiro um saquinho de farinha.

Você também pode preparar um travesseiro anti-insônia.

Compre um molho da planta artemísia em uma casa de ervas e deixe-a secar dependurada de cabeça para baixo em lugar fresco e escuro. Isso levará uns dias. Depois de seco, prepare seu travesseirinho de artemísia seca e use-o sempre.

Se você for uma pessoa muito romântica, coloque dentro do seu travesseiro pétalas de rosas, pois, com toda certeza, seu sono também será... cor-de-rosa...

Com tudo isso, sugiro-lhe colocar um despertador na mesinha de cabeceira...

IRRITAÇÃO

Todos que olharem para quem estiver fazendo essa simpatia, certamente vão pensar que a pessoa enlouqueceu. Mas não se incomode, não. A simpatia é mesmo engraçada, mas vai acabar com o nervoso de quem fica constantemente irritado. Você acha que está precisando fazer essa simpatia? Então, compre ou mande comprar uma chupeta nova (é isso mesmo, uma chupeta), e toda sexta-feira, durante seis sextas-feiras seguidas, fique com a chupeta na boca por algumas horas e, se puder, à noite também.

LABIRINTO

Pegue sete folhas de manga frescas e novas, coloque-as entre a fronha e o travesseiro e durma sete noites seguidas, sem trocar a fronha nem as folhas. Depois do sétimo dia, retire as folhas de dentro do travesseiro e jogue-as na água corrente (riacho, rio etc.). Feito isto, a fronha pode ser trocada.

MAU HÁLITO

Não sei se podemos chamar isso de simpatia; mas, que funciona, funciona.

Se você chega a ter complexo por causa do seu hálito desagradável, que não é o proveniente de dentes mal tratados ou abertos, tome um chá de macela diariamente.

MEMBROS

MÃOS

LOMBINHO

Lombinho é uma saliência que aparece nas costas da mão, mais ou menos à altura do pulso, e que muitas vezes é eliminado com uma pequena cirurgia.

Mas quem sabe uma simpatia não pode resolver esse seu problema. Vamos tentar?

Como não é difícil encontrar um pé de rosas vermelhas (que você talvez até tenha um no jardim), pegue uma dessas rosas, tire dela oito pétalas, soque-as e coloque-as, suco e pétalas, sobre o lombinho. Quando as pétalas secarem, o que não demora muito, substitua-as por outras oito pétalas.

Faça isso quantas vezes puder. Quando você menos esperar, o lombinho começará a desaparecer.

Se não conseguir as rosas, topa fazer uma simpatia com feijão? Vamos lá!

Separe nove grãos de feijão, pois você usará um grão por dia durante nove dias, certo?

Portanto, todo dia pela manhã, e ainda em jejum, pegue um grão do feijão, molhe-o bem na sua saliva e passe sobre o lombinho, mas passe o feijão fazendo movimento de cruz, apenas uma cruz. Guarde esse grão, assim como os demais que você usará nos outros dias.

No nono dia, depois de ter passado o último grão de feijão molhado de saliva sobre o lombinho, junte todos os grãos usados que você guardou, vá até o jardim ou onde tiver um pedaço de terra, cave um buraco bem fundo e enterre os grãos.

Espere passar alguns dias, pois, à medida que os grãos forem secando, o lombinho também vai desaparecer.

Atenção! O buraco deverá ser realmente bem fundo, porque os grãos de feijão não poderão brotar.

PULSO ABERTO

Pulso aberto é algo que, além de doer, faz com que o local fique bastante inchado. Se isso lhe acontecer, amarre no pulso atingido um fio de linha preta virgem ou um fio do rabo de um cavalo.

Permaneça com esse fio até o pulso voltar ao normal.

SUOR EXCESSIVO

Suar excessivamente nas mãos, a ponto de pingar, é de fato bastante desagradável.

Se você sofre desse problema e costuma ir à igreja (caso não tenha esse hábito, desenvolva-o, pois valerá a pena) para assistir à missa, preste atenção, porque deverá assistir à missa de pé e de costas para uma parede da igreja. Nessa posição, olhe para o altar, coloque ambas as mãos bem espalmadas para trás e grudadas na parede.

Permaneça assim até que a missa termine.

UNHAS

Crescimento – Suas unhas crescerão rápido e fortes se você chegar junto a uma bananeira nova, que esteja crescendo, e nela fincar as unhas.

Atenção! A bananeira deverá ser bem novinha, porque seu tronco é mais tenro.

Encravada – Se tiver perto da praia, cace um tatuizinho no meio da areia, amasse-o dentro de um pano e amarre esse pano sobre a unha encravada, cobrindo-a completamente.

Deixe ficar assim, tendo o cuidado de não molhar o dedo. Dentro de três dias, a unha estará normal.

Se você mora longe da praia, pegue uma tesourinha, corte um V (a letra V) no meio da unha (a ponta do V deve ficar junto ao dedo), tire esse pedaço e jogue-o fora. Logo, logo a unha não incomodará mais.

Infeccionadas (*Pretas*) – Pegue uma folha de couve e coloque-a sobre o vapor da água fervendo de uma chaleira, deixando-a assim até que a couve tenha escurecido. Imediatamente, coloque-a sobre a unha escurecida e cubra com uma gaze. Deixe assim até trocar por outra.

Repita três vezes ao dia, durante três dias, usando sempre uma nova folha. No quarto dia, a unha já estará curada.

Unheiro – Quebre um ovo fresco de galinha e retire a película que fica grudada na casca com cuidado. Enrole essa película no unheiro e amarre um pano por cima para segurá-la.

Faça isso à noite e só retire no dia seguinte.

Se você for uma pessoa paciente, pegue um ovo bem fresquinho, quebre a ponta e enfie seu dedo machucado dentro do ovo, mergulhando-o no meio da gema. Mas (aí que eu quero ver até onde vai sua paciência) você terá de permanecer assim por, pelo menos, três horas. Se depois de decorrido esse tempo você achar necessário, volte a colocar o dedo dentro do ovo por mais algum tempo.

Se fizer isso com calma e corretamente, bastará fazer apenas um dia.

Esta simpatia também é ótima para curar unheiro e, além disso, é bem fácil. Faça um buraco razoavelmente fundo no reboco de uma parede e introduza nele o dedo que tem o unheiro. Em seguida, diga as seguintes palavras:

Nunca vi unheiro verde
em buraco de parede.

Faça isso uma vez por dia, durante três dias seguidos.

Unha solta – Muito bom para sarar unha solta é pegar uma casca de banana e esfregar a parte interna sobre o local. Em seguida, raspe um pouco do branco da casca, coloque sobre o local e cubra com band-aid.

Faça isso diariamente, sempre usando nova casca e um novo band-aid, até sarar.

PÉS

BICHO-DE-PÉ

Até que ele dá uma coceirinha gostosa, não é mesmo? Mas para tirá-lo... é um Deus nos acuda!

No entanto, se você der vários banhos no seu bichinho-de-pé com água quentinha onde ferveu algumas folhas de pessegueiro, não vai doer nada.

CALOS

Ai! Que dor!... Pisaram bem no meu calinho...

Pois já é tempo de tratar e de exterminar esse calo, antes que leve outro pisão. E aqui está uma simpatia que é, além de requintada, ótima para livrá-lo dele:

Pegue um limão grande tipo francês e esprema o suco dentro de um copo. Jogue um botão de madrepérola (não serve sintético) no suco e leve o copo para pernoitar ao sereno.

No dia seguinte cedo, antes de o sol forte chegar, coloque o suco com a madrepérola num vidrinho com tampa e vá usando no calo até que desapareça.

Prepare esta simpatia à noite.

Se você tiver o botão de madrepérola, faça também a simpatia que se segue:

Esprema o suco de um limão em um vidrinho e coloque três folhas de hera. Deixe ficar de molho por vinte e quatro horas. Em seguida, use um cotonete para passar o suco diariamente no calo, até acabar.

Atenção! A hera usada nesta simpatia é a trepadeira, que sobe nas paredes das casas, cobrindo-as. A outra, que não serve, parece folha de uva.

Outra boa simpatia para acabar com calo deve ser feita com um dente de alho e azeite de oliva: amasse o dente de alho com um pouquinho do azeite quente, de modo a formar uma papinha. Em seguida, coloque esta papa, ainda bem quente, sobre o calo, envolvendo-o com gaze.

Prepare e use esta papinha diariamente até o calo secar.

Mas, voltando ao limão, você também pode temperar seu calinho diariamente com uma mistura de suco de limão e suco de cebola.

Uma rodela de tomate maduro colocado e amarrado sobre o calo também acaba com ele. Faça isso todas as noites, antes de se deitar, até que o calo saia inteiro.

Já ouviu falar em se usar aspirina para acabar com os calos? Pois é, coloque um comprimido de aspirina sobre o calo e enrole um esparadrapo no dedo para que fique bem preso.

Mas para que essa simpatia funcione, o dedo terá de ficar enrolado com a aspirina por cinco dias. Durante esse período, não pode mexer nem tocar em nada, mesmo que a aspirina tenha se desmanchado.

Você também pode usar a mesma simpatia recomendada para UNHA SOLTA, na página 69, para curar seus calos.

CRAVOS - CABEÇA-DE-PREGO

Estes pontos pretos, que geralmente aparecem na sola dos pés, doem que não é brincadeira. Mas não fique mexendo para tentar tirá-los, porque assim você pode piorar ainda mais a situação.

Aqui vão duas simpatias que acabarão com o cravo ou a cabeça-de-prego.

• Pegue uma faca grande e virgem e vá com ela até onde encontrar uma goiabeira. Encoste então a lâmina (do lado da corte) no cravo e, em seguida, bata a faca com força no tronco da goiabeira, como se desse uma machadada.

Repita isso três vezes seguidas. Depois de ter batido a terceira vez, vá embora correndo, sem olhar para trás, e jamais chegava perto novamente dessa goiabeira.

Atenção! Se o cravo estiver sangrando, encoste a faca no sangue. O sangramento acontece quando o cravo arrebenta por fora.

• Uma outra boa simpatia para acabar com o cravo é usar um pedaço de couro de jacaré dentro do sapato do pé que tem o cravo. O próprio couro de jacaré dá conta do recado, pois puxa todo o cravo para fora.

DESTRONCADOS

Puxa! Como dói um pé destroncado!...

Se isso acontecer, procure chegar perto de uma mulher que esteja grávida e peça a ela para pisar três vezes bem em cima do lugar atingido. Não, não tenha medo. Aguarde um pouco e logo verá o resultado.

FRIEIRAS

Pela manhã e à noite, antes de se deitar, esprema um ou dois talos de couve nas frieiras e deixe secar naturalmente.

Faça isso até sarar.

Se for tempo de mandioca (aipim), aproveite suas folhas. Cozinhe as folhas da mandioca em um pouco de água (infusão), deixe amornar bem e banhe as frieiras com esse chá, deixando secar normalmente.

Faça banhos de infusão pela manhã e à noite, antes de se deitar.

Não, não vou dar aqui nenhuma receita de broinha de fubá, mas um pouco de fubá misturado com açúcar, sem molhar, é ótimo para se passar nas frieiras à noite.

O fermento em pó que você usa no bolo também pode ser usado nas frieiras. E não tenha medo, pois elas não vão crescer, mas sim murchar.

Quer uma simpatia mais doce do que esta? Coloque açúcar nas suas frieiras três vezes ao dia. Elas logo secarão.

As frieiras comuns também acabam depressa se você pegar um chumaço de algodão, queimar com fogo e, depois de reduzido a cinzas, colocar sobre o local.

Se nenhuma das simpatias citadas lhe agradou, pegue uma pedrinha de gelo e passe-a nas frieiras várias vazes ao dia. No verão, até que isso é bem agradável, não é mesmo? Além de acabar logo com as frieiras, alivia muito a coceira.

Todas as simpatias aqui mencionadas também servem para frieiras nos dedos das mãos.

INCHADOS

Prepare um chá com 1 litro de água e 100 gramas de avenca. Depois de pronto, coe e tome dez colheres de sopa por dia.

Faça um novo chá todo dia.

MAU JEITO (EM TORNOZELOS OU PUNHOS)

Isso é outra coisa que dói à beça, mas que acontece frequentemente, e uma boa simpatia para curar mau jeito é procurar uma mulher que esteja grávida, mas que não esteja vestida com calça comprida, e pedir a ela para colocar a barra da saia bem em cima do lugar machucado e puxar rapidamente a saia. Entendeu? Ela terá de fazer tudo rápido, isto é, encostar bem a saia em cima do lugar machucado e tirar na mesma hora, puxando com agilidade.

Faça isso três vezes seguidas.

PÉ DE ATLETA

Hum, que coisa mais desagradável! E como incomoda!... Não, não fique aborrecido. Se você fizer direitinho a simpatia a seguir, em pouco tempo estará curado:

Primeiro, lave muito bem o local com água e sabão. Enxugue, deixe secar bem, passe um pouco de mercurocromo, deixe novamente secar muito bem e, então, polvilhe o local generosamente com farinha de milho branca.

Faça isso duas vezes por dia. No terceiro ou quarto dia, o pé de atleta terá dado no pé.

MENINGITE

Essa simpatia só vale para quem foi vacinado contra meningite. Em períodos de surto ou epidemia, ou quando houver necessidade, não deixe de fazer essa simpatia que é bem simples: faça um breve de pano branco e virgem e coloque três ou sete grãos de pimenta-do-reino (da preta) e uma pedrinha de cânfora dentro dele.

Use esse breve pendurado no pescoço, como um colar, ou no bolso da blusa ou camisa.

Atenção! Esta simpatia serve para crianças e adultos.

MENOPAUSA

Para aliviar o mal-estar e os incômodos provocados pela menopausa (calor, suor etc.), nada melhor do que uma simpatia com folhas de chuchu, de preferência branco, por ser mais garantido.

Durante três dias seguidos, pegue uma folha do pé de chuchu branco e prepare uma xícara de chá, que deve ser tomado à noite.

Uma vez decorridos os três dias, conte uma semana (sete dias) e repita o procedimento por mais três dias.

MENSTRUAÇÃO

Hum, que abacaxi... Logo nesse fim de semana, que eu tenho um programão... Ah, mas como não quero perdê-lo, vou dar um jeito de fazer com que minha menstruação atrase. Você quer saber como isso é possível? Apenas com uma simpatia que aprendi, e até que bem romântica...

Basta arranjar uma rosa vermelha, arrancar dela três pétalas e colocá-las dentro do seu sutiã, sobre o seio esquerdo.

E... bom passeio e bom fim de semana...

CÓLICAS

Se você sofre muito com cólicas menstruais, experimente fazer essa simpatia, que pode até mesmo curá-las.

Nas vésperas e também durante a menstruação, pegue três folhas de guandu, coloque-as num bule de chá e derrame por cima água fervendo, abafando logo em seguida. O guandu não pode ser fervido. Deixe amornar um pouco e tome três vezes ao dia.

Você pode substituir as folhas de guandu por folhas de avenca, que também não podem ser fervidas.

Atenção! Este chá também serve para estancar hemorragia menstrual.

Se for difícil obter as folhas de guandu ou de avenca, o que também é muito bom para melhorar as cólicas rapidamente é tomar uma xícara de café misturado com um pouco de manteiga.

Eis aqui outra boa mistura para amenizar as dores: coloque em um copo três colheres de sopa de água, três de vinagre (do bom), duas colheres de chá de açúcar e beba seguida.

HEMORRAGIA MENSTRUAL

Muito bom para fazer parar essa hemorragia é tomar um chá morno feito com folhas de algodão.

Beba três vezes ao dia, durante a hemorragia.

E se você costuma ter fortes hemorragias durante a menstruação, guarde todas as cascas de cebola dentro de um vidro, pois com elas você vai fazer um chá. Beba depois de morno. Logo você verá a melhora.

PROBLEMAS COM A MENSTRUAÇÃO

Se você tem problemas com a menstruação, preste atenção: quando uma pessoa perguntar "há quantos dias está menstruada?", você terá que responder "há apenas três dias". Mas diga isso mostrando ao mesmo tempo os três dedos da mão.

MORDIDAS DE ANIMAIS

MORDIDA DE CACHORRO

Esta simpatia não serve para curar mordidas de cachorro, mas sim para evitar que você seja mordida por ele.

Para que isso não aconteça mesmo, preste bem atenção. Quando você estiver morrendo de medo de um cachorro que está solto e que vem se aproximando de você, mantenha a calma e o sangue frio e não tente correr (assim ele avança mesmo), por mais apavorada que esteja. Nesse momento, você precisa apenas se lembrar de chamar três vezes por São Roque. Quando o cachorro chegar perto de você, converse com ele, chamando-o de bonito.

MORDIDA DE ARANHA

Quando for mordido por uma aranha, pegue um pouco de fumo de cigarro, molhe com a saliva e coloque sobre a mordida.

Espantar cobra escondida – Quando se encontra uma cobra em algum lugar, certamente há outra, ou outras, por perto. E quando elas se escondem dentro de casa, é um Deus nos acuda!! Afinal, quem se aventura a matá-las?

Portanto, vamos espantar essa cobra que está escondida, seja dentro ou fora de casa. Para isso, basta queimar um pedaço grande de pano, de preferência de algodão.

Se você tiver um sapato velho de couro que vai jogar no lixo, aproveite para queimá-lo, substituindo o pano de algodão.

Se você morar em fazenda, será fácil arranjar um pedaço de chifre de boi e deixar que vá queimando lentamente. Qualquer uma dessas fumaças fará com que a cobra saia da toca.

Evitar que a cobra entre dentro de casa – Para evitar a visita inesperada e indesejável de uma cobra, coloque nas janelas e portas da casa algumas cabeças de alho amassadas, esfregando também um pouco de alho nesses locais. Mas não deixe de renovar as cabeças de alho de vez em quando, porque depois de secas elas não surtirão mais efeito.

Evitar ser mordido por cobra – Nada mais gostoso e salutar do que caminhar a pé por matas e plantações. Mas como as cobras também adoram esses lugares, somos obrigados a ser cautelosos, para não sermos mordidos por ela. Por isso, aprenda algumas simpatias que certamente lhe serão úteis:

• Se num desses passeios você estiver usando um jeans surrado, ao sentir a aproximação ou ver uma cobra, diga rapidamente as palavras abaixo, para que a cobra não chegue perto de você:

São Bento arreda esse bicho
deixa Jesus passar.

Repita três vezes.

• Se você tiver boa memória e não se atrapalhar na hora, estará salva se disser essas palavras:

São Bento água benta
Jesus no altar
Arreda cobra, arreda bicho
Deixe o filho de Deus passar.

Como seguro morreu de velho, se eu fosse você, levaria no bolso um papelzinho com a simpatia escrita para ler na hora. Mas não vá ficar nervoso e rasgar o papelzinho na hora de tirar do bolso. Tenha calma, porque assim quem vai dar no pé é a cobra.

• Um bom dente de alho esfregado nas pernas (se não estiver usando botas) e nos sapatos vai lhe dar muito mais tranquilidade nesses passeios. Pode substituir o alho por um pedaço de fumo de corda.

• Esta simpatia até que é bem feminina. Em vez de usar sua pulseirinha dourada no tornozelo, pegue um dente de alho, faça um furinho, transpasse-o com uma agulha e linha e amarre-o no tornozelo. Não é original? As cobras é que não vão gostar...

• Desde pequena aprendemos isso: "Uma pessoa prevenida vale por duas." Então, antes de entrar em um lugar onde se presume que haja cobras, diga essas palavras:

Deus te guie
a mim me salve.

E... vá tranquilo.

• Se for mordido... e tiver no quintal um pé de taioba roxa, preste atenção: assim que for mordido, você não pode cuspir nem falar com ninguém. Vá rapidamente até o pé de taioba roxa, apanhe-o, corte-o ao meio e coloque o leite que se desprende dela sobre a mordida, pois esse leite puxará o veneno.

MORDIDA DE ESCORPIÃO

Mordida de escorpião não mata (só mata crianças), mas dói!!!...

Se no lugar onde você mora tem escorpião, então é preciso que conheça algumas simpatias para poder aliviar a dor de quem for mordido por ele:

• Arranje um recipiente alto com boca larga, e coloque 300 mililitros de pinga.

Cuidadosamente, pegue um escorpião - vivo ou morto na hora –, coloque-o dentro dessa pinga e tape bem o vidro. Deixe assim guardado, para ser usado no momento necessário, ou seja, quando alguém for mordido. Então, passe um pouco da pinga no local e cubra-o com uma compressa dessa mesma pinga.

Como você vê, este preparado deve ser feito logo e ficar guardado na prateleira dos seus remédios.

• Plante também uns pés de dália no seu jardim. As flores enfeitarão sua casa, e o tubérculo da dália serve para amenizar a dor da mordida do escorpião.

Para isso, logo que for mordido, rale esse tubérculo e coloque sobre a mordida durante meia hora. Fique calmo, porque isso vai aliviar muito a dor.

Se no momento em que for mordido não puder fazer nenhuma das simpatias citadas, pegue um pedaço de fumo de rolo, molhe no álcool e passe no local.

MORDIDA DE PEIXE

Quando você estiver no meio do mar e acontecer de virar isca para peixe, ou seja, levar uma boa dentada, não fique berrando de dor e pulando de um lado para outro. Faça logo um pouco de xixi e lave bem o lugar da mordida. A dor vai passar quase instantaneamente.

Se ficar nervosa e seus rins se recusarem a funcionar, tire um olho desse peixe com o anzol e coloque-o sobre o lugar machucado. A dor vai passar logo também.

Caso ache muito trágico tirar o olho do peixe, experimente passar no local um café forte e frio.

ÁGUA-VIVA

Para fazer passar a dor causada pela queimadura da água-viva, a simpatia mais fácil que se tem para fazer é colocar espuma de sabão sobre a área atingida.

TATURANA - LAGARTA-DE-FOGO

Assim que for queimado por uma taturana ou lagarta-de-fogo, mate-a e coloque um pouco do líquido verde que se desprender dela sobre o local.

Nada de ter repugnância (deixe de ser enjoado), porque você vai até dar graças a Deus por essa simpatia acabar com a dor num instante.

NARIZ

ESPIRROS

Se quiser evitar o vexame de dar um grande espirro num lugar repleto de gente, onde impera um grande e respeitoso silêncio, faça o seguinte:

No momento que vier a vontade de espirrar, bem no alto, no fim do nariz, com os dedos indicador e polegar de uma das mãos, faça uma massagem, apertando bem o local. Num instante você se sentirá aliviado porque o espirro se recolhe mesmo.

Mas se estiver com as duas mãos ocupadas, basta morder três vezes o seu lábio inferior.

HEMORRAGIA NASAL

Se seu nariz estiver sangrando e não houver meios de estancar a hemorragia, não precisa ficar nervoso. É só pegar qualquer folha verde de um vaso do jardim, colocá-la atrás da orelha esquerda e aguardar.

NARINAS ENTUPIDAS

Quando estiver com as narinas entupidas devido à congestão nasal, mastigue dois dentes de alho. Logo, logo elas estarão desimpedidas.

Mas também há outra ótima simpatia que se faz com um livro. Você ainda não conhece? Pois veja que sensacional: quando estiver com uma das narinas entupida, pegue um livro que seja bem grossinho e coloque-o debaixo do braço contrário ao da narina entupida, bem junto à axila, feche e aperte bem o braço, para firmar o livro. Entendeu? Narina esquerda entupida, braço direito com o livro e vice-versa. Segure, então, o braço que está com o livro com a outra mão e procure se distrair com alguma coisa, pois decorridos alguns minutos sua narina estará completamente desentupida.

E olhe que desentope mesmo!

Mas se o seu nariz estiver entupido por causa da asma, ponha uma batata inglesa grande para ferver e quando estiver quase cozida, jogue a água fora e fique cheirando a batata quente. Vai ver como o nariz desentope e... que alívio!

NERVO TORCIDO

É uma dor que eu vou lhe contar!... E o pior é que sempre demora muito para passar. Mas com essa simpatia, em poucos dias você estará livre dela. Para tanto, terá de arranjar uma agulha de costura, um pedaço de pano e um fio de linha branca, mas os três devem ser novos e sem uso, certo?

Enfie a linha na agulha, coloque o pedaço de pano sobre o local do nervo torcido (como se estivesse sobre uma mesa) e vá costurando o pano, enquanto diz as seguintes palavras:

> Carne trilhada, nervo torcido
> ossos e veias, tudo isso eu coso
> como louvor de São Francisco.

Em seguida, reze três Pai-nossos e três Ave-Marias. Faça esta simpatia uma vez ao dia, três dias seguidos.

OLHO DE PEIXE

Para acabar com o olho de peixe, pegue um pedaço de sebo, esquente-o bem no fogo e, ainda bem quente, pingue cinco gotas sobre ele, cinco vezes ao dia. Repita até sarar.

Se achar mais fácil, tire o miolo do tomate, a parte branca, coloque sobre o local e amarre para não cair. Faça isso pela manhã e à noite, durante três dias.

Atenção! Esta simpatia também serve para acabar com calos.

OLHOS

CISCO NO OLHO

Quando entrar um cisco no seu olho, não fique esfregando, pois, além de arranhá-lo, isso pode trazer consequências desastrosas. É muito fácil tirar o cisco usando qualquer das seguintes simpatias:

• Com o polegar fazendo cruzes sobre o olho afetado, diga as seguintes palavras:

Corre corre cavalinho
vai à casa de São Pedro
bate à porta e diz
que foi buscar a Santa Luzia
Para curar o meu olho.

(Ou os olhos de... Dizendo o nome da pessoa para quem se está fazendo a simpatia.)

- Bem mais simples é esta, que quase todos já conhecem:

Santa Luzia passou por aqui
com seu cavalinho comendo capim.

Repita três vezes, fazendo cruzes com o polegar.

- Com o dedo sobre o olho afetado, diga três vezes: "Sai cisco". Mas cuspa numa parede toda vez que falar.
- Se tiver gente por perto, faça a simpatia que se segue, que é mais discreta: passe o dedo três vez sobre o olho afetado como se estivesse girando a pálpebra, fingindo cuspir.

DOR NOS OLHOS

PANCADAS – TRAUMATISMO

Se você sofrer alguma pancada ou traumatismo perto dos olhos, rale um inhame e um gengibre, misture bem os dois e forme uma pasta. Passe essa papa sobre o local e enfaixe, para ficar bem seguro. Se sentir alguma ardência, não se assuste, porque é normal.

Faça isso de preferência à noite, quando se deitar.

PURGAÇÃO

Arranje algumas folhas de rosa branca miúda, coloque-as dentro de um recipiente contendo água e deixe pernoitar ao sereno.

No dia seguinte, lave os olhos com essa água. Lave e faça compressas, mas não pingue dentro do olho.

TERÇOL

Quando sentir que um terçol está despontando no seu olho, faça-o desaparecer, antes que incomode, doa e inche.

Não perca tempo. Faça qualquer das simpatias que vão a seguir:

• Amarre um fio de linha virgem no dedo anular do mesmo lado em que tiver o terçol e dê três nozinhos. Só retire a linha depois que o terçol desaparecer.

• De vez em quando, esquente um dedo numa lâmpada acesa (cuidando para não queimar o dedo) e coloque-o ainda bem quente sobre o terçol. Faça isso várias vezes ao dia.

• Se tiver uma aliança de ouro, esfregue-a bem na roupa para esquentá-la, e passe sobre o terçol, que deve estar no começo, fazendo movimentos em forma de cruz. Faça isso três vezes no dia e, de cada vez, repita três vezes seguidas. Você pode substituir a aliança por uma chave, colocando-a também bem quente sobre o terçol quantas vezes quiser.

• Se você tiver facilidade de conseguir folhas de parreira (de uvas), faça um chá com três brotos ou três folhas novas de uva e faça compressas sobre o terçol, três vezes ao dia, com o chá ainda morno, mais para quentinho.

• Sabia que uma mulher grávida pode curar o seu terçol? Pois é, basta pedir a ela licença para passar a barra de sua saia ou de seu avental sobre terçol três vezes seguidas. Logo você sentirá que ele está desaparecendo.

• Se acordar de manhã com um terçol no olho, sente-se na cama ainda em jejum e molhe bem um dedo na saliva, o dedo da mão contrária ao lado do terçol. Levante então o braço, dê a volta por trás da cabeça até a mão alcançar o olho afetado, e passe três vezes esse dedo molhado de saliva sobre o terçol, fazendo uma cruz a cada vez. Repita três dias seguidos.

• Ou, então, proceda da mesma maneira que indicado na simpatia anterior, só que não precisa da saliva. Pegue uma tesoura, também com a mão contrária ao lado do terçol, e passe-a três vezes sobre o terçol, sempre fazendo cruzes.

• Aproveite um dia de sol para fazer a simpatia e acabar com o terçol. Vá lá fora, faça o sinal da cruz e dê as costas para o sol. Se o terçol for no olho esquerdo, coloque a mão direita sobre o olho esquerdo, passando o braço por trás da cabeça, dizendo: "Terçol que passe para o olho do sol." Se o terçol for no olho direito, faça ao contrário.

• Se alguém estiver fumando perto de você, peça-lhe para soltar três vezes a fumaça sobre o olho afetado. Faça isso três dias seguidos. O terçol desaparece e... duvido que ele volte.

PELE

MANCHAS BRANCAS

Se tiver algum pé de feijão no seu quintal, apanhe algumas folhas, esmague-as bem, molhe-as no seu próprio suco e coloque-as sobre a mancha. Permaneça assim por vinte minutos.

Repita por cinco dias, com intervalo de um dia.

Se for difícil conseguir folhas de feijão, compre um coco verde da Bahia, tire um pouco da polpa branca e esfregue nas manchas.

Faça isso por uns dias e as manchas sumirão mesmo.

PARASITAS DA PELE

Quando perceber que tem parasitas na pele, especialmente aqueles que notamos quando vamos à praia, esfregue sobre o local afetado a parte interna da casca de banana, ainda meio verde. Em seguida jogue-a fora.

Faça isso duas vezes ao dia, sempre com nova casca, até desaparecer.

SINAL NEGRO

Para fazer desaparecer esse sinal negro que surgiu na sua pele, logo que acordar pela manhã e ainda em jejum, ponha bastante saliva no seu dedo polegar e passe por cima do sinal negro, deixando a saliva ficar até que esteja bem seca. Mas não limpe nem lave esse local, somente após decorridas algumas horas.

Repita isso diariamente até que o sinal desapareça.

PESADELOS

Puxa! A gente às vezes tem cada pesadelo!

Mas se você colocar uma tesoura aberta debaixo do seu travesseiro na hora de dormir, garanto que ela vai afastar qualquer pesadelo, e é capaz até de você sonhar com os anjos.

Quando perceber que outra pessoa está tendo um pesadelo, ajude-a a se livrar dele da seguinte maneira: aproxime-se bem perto da pessoa, sem acordá-la, e diga as seguintes palavras:

Esta casa tem quatro cantos
cada canto tem um santo
pesadelo da mão pesada
(agora se benzendo) em nome do Pai,
do Filho e do Espírito Santo.

PICADAS DE INSETOS

ABELHA

Esfregar um pedaço de cebola ou de alho no local da mordida logo em seguida à picada da abelha faz passar a dor rapidamente.

Se for mais fácil, use no local um pouco de açúcar.

BERNE

Quando um berne se instalar em alguma parte do seu corpo, não fique aflita para tirá-lo, pois isso dificultará sua retirada. Tenha paciência e espere que ele madureça um pouco. Só então coloque sobre ele um pedaço grosso de toucinho fresco e amarre. Deixe ficar assim, até que o berne não esteja mais incomodando. Pode então retirar o toucinho, pois certamente o berne estará junto dele.

Atenção! Se você morar em lugar de clima muito quente, talvez seja necessário trocar o toucinho por outro também fresco, porque o calor fará com que ele derreta um pouco.

Contudo, às vezes as larvas se instalam em lugares que dificultam ou impossibilitam a remoção. Por exemplo, dentro do ouvido.

Embora não possa retirá-las, é muito fácil mexer com elas. Basta você tomar uma injeção de óleo canforado que em meia hora as larvas saem da toca.

Isso não é exatamente uma simpatia, mas achei necessário constar aqui para poder aliviar quem se encontrar nessa situação.

CARRAPATO

Para tirar esse bichinho que escolhe qualquer parte do corpo para se instalar, provocando uma coceira danada, pode-se fazer a mesma simpatia do berne (a do toucinho).

Uma boa, também, é cobrir completamente o local com esmalte de unhas, deixando por várias horas ou por uma noite inteira. Quando remover o esmalte ressecado, ele sairá junto.

MARIMBONDO

Coloque imediatamente um pouco de açúcar no local da picada.

Você também pode usar a mesma simpatia indicada para mordida de aranha, no item MORDIDA DE ANIMAIS, na página 75.

Mas quando tiver marimbondo por perto, evite que ele se aproxime e morda você fazendo o seguinte: ponha a pontinha da sua língua para fora e fique mordendo-a. Eles nem chegam perto.

MOSCAS VAREJEIRAS

Se um dia você for mordido por uma dessas moscas, coloque sobre a picada um pouco de graxa mineral, dessas que se usam em rolamentos.

Se elas picarem seus animais, faça o mesmo.

PULGAS

Todos conhecem esses versos cantados: "Como pula, como se agita, como é perversa essa pulga maldita." Maldita mesmo, principalmente quando não nos deixam dormir à noite...

Mas você poderá ter um sono tranquilo se colocar embaixo do seu colchão um ramo de uma dessas três plantas: erva-de-santa-maria, pinheiro ou hortelã.

É só trocar os galhos quando secarem e... sonhar com os anjos...

PRESSÃO ALTA

Você também está no grupo das pessoas que têm pressão alta? Então, aproveite para fazer uma das simpatias que se seguem:

• Se tiver no seu sítio ou mesmo no seu quintal um pé de lima-da-pérsia (é aquela que tem a casca lisinha e às vezes é um pouco amarga), vai aproveitá-lo muito, pois, além de deliciosa, esta fruta tem muita vitamina C e suas folhas servem para você fazer um chá que vai baixar sua pressão. Não é maravilhoso? Para preparar o chá, use de três a quatro folhas da limeira, de preferência não muito velhas para cada xícara de chá. Tome três vezes ao dia, até baixar a pressão.

• Se a trepadeira de chuchu estiver bonita, e você não tiver a limeira, apanhe umas cinco folhas novas de chuchu, com dois copos de água, e prepare seu chá. Deixe esfriar (pode colocar na geladeira) e beba durante o dia.

Atenção! Este chá será bem mais eficaz se for feito com folhas de chuchu branco, aquele pequenino e branco.

• Se o pé de chuchu estiver carregadinho, pegue um chuchu novo e faça um chá com o próprio miolo do chuchu. Deixe esfriar bem e beba pouquinho a cada três horas, durante um dia.

• Se tiver passarinhos em casa, nada mais fácil do que roubar um pouco do seu alpiste para fazer um chá. É isso mesmo, alpiste! Ponha dois copos de água e uma colher de sopa de alpiste numa panela. Deixe ferver em fogo brando até reduzir à metade. Deixe o chá amornar um pouco, coe e tome.

Atenção! Uma recomendação: não abuse deste chá, pois pode ser prejudicial à sua saúde. Ele não deve ser tomado de forma contínua.

• Esta simpatia é feita na base do nada se joga fora, tudo se aproveita: descasque cinco batatas de médias a grandes e, em vez de jogar as cascas fora, junte-as e coloque-as (apenas as cascas) numa panela com água. Deixe ferver em fogo brando por vinte minutos. Depois, coe e tome duas xícaras de chá dessa água por dia. As batatas? Que tal fazer com elas um delicioso suflê?

• Se você não é muito chegada a chás, esta outra simpatia vem a calhar: pegue uma noz-moscada inteira e nova, fure-a de um lado a outro, enfie aí um barbante ou uma linha mais firme e use-a no pescoço, junto à pele. Se preferir, ponha uma linha menor ou um alfinete e prenda-a na roupa, por dentro, também junto à pele. Use-a até que sua pressão abaixe ou até quando desejar.

PRESSÃO BAIXA

Quando sentir um mal-estar causado por queda de pressão, coloque um pouco de sal debaixo da língua. Logo você deverá melhorar.

PRISÃO DE VENTRE

Se a prisão de ventre estiver incomodando muito, faça o seguinte: primeiro, beba um copo d'água natural (não pode ser gelada), em seguida vá para o quintal ou para a rua e corra durante dois a três minutos.

Feito isso, beba imediatamente um copo de água morna e... veja só o resultado!

Se estiver tendo cólicas por causa da prisão de ventre, faça logo a simpatia a seguir, que é muito fácil e traz ótimos resultados: pegue um pedaço de pano de cozinha (tem de ser dos que se usam na cozinha) e queime-o até reduzi-lo a cinzas. Logo em seguida, coloque essas cinzas sobre a barriga de quem está com as cólicas e deixe ficar. Logo as cólicas deverão passar.

A pessoa que receber a cinzas deverá ficar deitada ou recostada para que elas não caiam.

QUISTO (EXTERNO)

Pegue um barbante comum virgem, dê nele uma porção de nozinhos, um em seguida ao outro, e vá medindo o quisto, começando pela parte de baixo, junto à pele. Continue dando os nozinhos e rodeando o quisto, até que fique totalmente coberto pelo barbante. Corte então o barbante no lugar em que deu o último nó (depois dele) e jogue fora esse barbante cheio de nozinhos que cobriu o quisto.

Esta simpatia também serve para lombinho.

RESSONAR – RONCAR

Nada pior do que estar morrendo de sono e não conseguir dormir porque alguém ao lado, ou no mesmo quarto, ressona ou ronca muito alto.

Se você não quiser interromper o sono de quem o está incomodando, comece a assobiar (não precisa ser muito alto), com persistência, dando ao assobio um silvo prolongado. Num instante a pessoa que está roncando vai mudar de posição... e você vai ter o sono que queria...

Mas se não quiser assobiar, faça a pessoa parar de roncar chamando três vezes por São Roque.

REUMATISMO

Antes de mais nada, quem estiver sofrendo de reumatismo deve pegar uma batatinha (tipo inglesa) e andar sempre com ela, até secar. Pode usá-la no bolso ou pendurada no pescoço.

Vamos às outras simpatias:

• Esta deve ser feita em dia de lua minguante. Ferva um litro de água, deixe esfriar e misture uma colher de sopa de sal amargo. Coloque a água numa garrafa, tape muito bem e enterre-a, conservando-a assim por mais três luas minguantes. Terminada a terceira lua minguante, desenterre a garrafa e tome diariamente um cálice dessa água, até que termine.

• Enquanto espera chegar a lua minguante, experimente fazer esta simpatia: coloque um pouco de água numa panelinha e leve ao fogo. Quando estiver bem quente, apague o fogo e, logo em seguida, pegue um punhadinho de sal grosso e despeje dentro da água pingando também 13 gotas de iodo comum. Em seguida, banhe a parte afetada com essa água, o mais quente que suportar.

• Esta simpatia também é ótima para se usar nos lugares doloridos: bata bem no liquidificador dois ovos inteiros, inclusive as cascas. Depois de bem triturados, adicione 200 gramas de terebintina. Estando tudo bem misturado, coloque num vidro e tape bem, deixando repousar por oito dias. Decorrido esse período, pode começar a usar nos locais doloridos.

• Se você tem reumatismo, não deixe de tomar diariamente, à vontade, suco de pepino misturado com suco de cenoura. Você também pode usar a simpatia recomendada para bico-de-papagaio.

RINS

PARA EXPELIR PEDRAS

Muito bom para expelir pedras dos rins é tomar um chá preparado com as seguintes ervas:

1 colher de chá de camomila
1 colher de chá de erva-doce
1 colher de chá de hamburgo
1 colher de chá de linhaça

Coloque essas ervas em 1 litro de água e prepare o chá.

SANGRAMENTO

Muito bom para estancar sangue de cortes simples e também para acelerar a cicatrização é colocar sobre o local umas gotas de leite de mamão verde.

Se você não tiver mamão verde em casa, pode fazer a simpatia indicada para pequenos cortes, no item FERIMENTOS, na página 53.

Mas, de um modo geral, há a simpatia que se faz para estancar qualquer tipo de hemorragia.

Basta, apenas, dizer as seguintes palavras:

> Sangue, sangue, sangue,
> te prendo dentro de duas veias
> como prenderam Jesus na cruz.

Repita três vezes seguidas.

SARNA

"Saia daqui menino, você parece uma sarna!" Sempre ouvíamos isso quando nos tornávamos impertinentes, querendo alguma coisa, não é mesmo?

Mas acho que a sarna é bem pior... E se ela pegou você, aqui vão algumas simpatias para curar não a impertinência, mas sim a própria sarna:

- Prepare um chá com 20 gramas de arruda em um litro de água. Depois de morno, embeba um chumaço de algodão no chá e passe várias vezes no local.
- Se tiver querosene em casa, pingue apenas três gotinhas sobre o local, deixando ficar assim por uma hora. Não esfregue e limpe

delicadamente com algodão, para retirar o querosene. Faça isso três vezes ao dia.

• É possível acabar com a sarna com uma boa cabeça de alho. Para isso, cozinhe o seu bulbo (é a parte central onde se fixam os dentes) e, depois de cozido, amasse-o e coloque-o sobre o local da sarna.

SEDE EXCESSIVA

Há pessoas que, embora não sejam portadoras de qualquer moléstia grave, sentem muita sede. Para fazer com que a sede vá embora, coloque água num prato fundo e beba-a toda. Imediatamente, vire o prato ao contrário sobre a mesa e deixe que outra pessoa o desvire.

SINUSITE

Nada como uma boa simpatia para curar sinusite. Escolha, pois, a que mais lhe agradar:

• Arranje um favo de mel e durante um dia (faça isso seis vezes no decorrer desse dia) você terá de mastigar, por quinze minutos, um pedaço desse favo (do tamanho de um chiclete). Depois, jogue o bagaço fora.

• Se a pessoa que sofre de sinusite mora no litoral ou faz temporadas na praia, pode experimentar essa simpatia, só que terá de escolher uma praia distante, porque jamais poderá voltar ao lugar escolhido para fazê-la, certo?

Estando já na praia, entre no mar (que deve ter ondas) e mergulhe sete vezes, em sete ondas, e em cada onda que mergulhar deixe que a água entre no seu nariz.

Depois dos sete mergulhos, suma desse lugar e não pense jamais em voltar lá.

Se você não pode ou não gosta de mergulhar, experimente esta outra simpatia, que deve ser feita à noite:

- Compre a frutinha cabacinha-do-norte em uma casa de ervas; à noite, corte-a em quatro pedaços (em cruz) e faça uma infusão colocando um dos pedaços em um pouquinho de água fervida em fogo brando. Pronta a infusão, apague o fogo e deixe esfriar com a panelinha tapada. Depois de bem fria, destape a panela e deixe-a pernoitar no sereno. No dia seguinte bem cedo, pingue apenas uma gota dessa infusão em cada narina. Use pouca água para que a infusão fique mais concentrada. Repita isso por quarenta dias.
- Também na casa de ervas você pode comprar buchinha-do-norte e fazer o seguinte: à noite, coloque um punhadinho dessa buchinha em qualquer recipiente e deixe pernoitar ao sereno. No dia seguinte cedinho, coloque esse punhadinho na mão (na sua ou na da pessoa doente) para cheirar. Mas preste muita atenção, porque a mão deverá ficar afastada do nariz mais ou menos um palmo e meio. Cheire três vezes seguidas, com força, como se faz para aspirar em inalação. Logo em seguida, a secreção da sinusite será eliminada pelo nariz. E... haja lenços!...

Atenção! É muito importante aspirar a erva com a mão afastada do nariz, senão o resultado será desastroso.

- Compre três limões galegos (do legítimo) e, por três noites seguidas (um limão para cada noite), pingue uma gota em cada narina, três vezes seguidas. A cada pingada, no entanto, espere um pouco, até espirrar e assoar o nariz.
- E você sabia que até um pente faz parte de uma simpatia para sinusite? Pois veja esta: compre um pente novo e divida-o em três partes iguais. Arranje também um pouco de raiz de limão, dividindo também em três partes: cada uma para cada pedaço do pente. Cada parte – limão e pente – vai ser preparada em três dias.

Então, a cada dia faça um chá com as partes já separadas e banhe o local da sinusite com ele ainda quente. Com o resto, também bem quente, faça inalação.

Repita três dias seguidos, uma vez por dia.

SOLUÇOS

Quem já não foi acometido por fortes soluços? E o pior é que geralmente eles aparecem nas horas mais inesperadas, deixando-nos muitas vezes em situações bem embaraçosas. Mas quando os soluços aparecerem, corte-os rapidamente, usando qualquer das simpatias que lhe ocorrer na hora. E olhe que são muitas:

- Sorva um gole grande de água, mantenha-o na boca e aperte bem forte os lóbulos das duas orelhas (o que sai do rosto, bem no centro da orelha), com um dedo de cada mão. Em seguida, engula o gole de água que sorveu. Aguarde três segundinhos e... Onde está o soluço?

A mesma simpatia pode ser feita por duas pessoas: a pessoa que estiver soluçando deve segurar o copo com um pouco de água e, no momento em que você apertar os dois lóbulos da orelha dela, mande-a engolir um gole grande de água, mas apenas um. Aguarde os três segundos e pronto!

Se você estiver sozinha num lugar onde não tenha água, use uma medida de emergência: faça a mesma simpatia citada acima, deixando, porém, que sua boca fique bem cheia de saliva (como se fosse o gole grande de água).

- Esta simpatia também é feita com água: encha a boca de água, olhe bem para cima e engula a água devagar.
- Não fique nervosa porque está soluçando muito. Pegue um copo, coloque nele quatro dedos de água e adoce bem (deve ser bem doce); introduza uma colher de metal (das de sobremesa) no copo e beba (ou faça a pessoa que está com soluço beber) toda a água, de maneira que o cabo da colher bata em sua testa. Os soluços se vão, e você também vai se acalmar.

• Você naturalmente já percebeu como a água é importante para se fazer algumas dessas simpatias. Aí vai mais uma: pegue um copo com água e beba três goles, mas um gole de cada vez, e a cada gole diga: "Ave-Maria."

• Se você aprecia bebidas doces, nada mais gostoso do que tomar um gole de licor para interromper os soluços.

• Vejam só, um grampo de cabelo colocado atrás da orelha, pendurado como se coloca um lápis, livra qualquer mulher dos soluços.

• Esta também é tiro e queda. É só colocar um palito de fósforo novo, sem uso, atrás da orelha (não é pendurado) e segurar com o dedo a ponta do palito bem junto à pele.

• Se no momento em que vierem os soluços você tiver um vidrinho de éter por perto, derrame um pouquinho na palma da mão e espalhe na barriga. Vai passar num instante.

• Se na hora do aperto você se lembrar dessa, vai ser ótimo: é só segurar a ponta da língua com os dedos polegar e indicador (mantendo a língua um pouco para fora). Num instante os soluços vão dizer adeus.

• Mais rápido ainda eles irão se, antes do terceiro soluço, você juntar bem forte as pontas dos dedos mindinho e polegar (das duas mãos ao mesmo tempo). Mas esta simpatia só será válida se você a fizer realmente antes de ter soluçado três vezes.

• Uma pitada de sal embaixo da língua também é tiro e queda, se isso for feito logo que os soluços aparecerem.

• Se os soluços pegarem você de surpresa num lugar de cerimônia ou no meio de um jantar elegante, coloque discretamente o dedo indicador logo acima do lábio superior, entre o lábio e a ponta do nariz (naquele lugar fundinho), aperte com força e aguarde um instantinho só... Viu? Os soluços passaram, e ninguém percebeu...

• Se estiver um dia muito quente, nada melhor para afastar os soluços do que segurar uma pedrinha de gelo junto à nuca.

• Algumas palavras também são mágicas para espantar soluços. É só dizer:

Soluço vai, soluço vem,
soluço vai para quem não tem.

• Esta simpatia é especial para quem sofre frequentemente de soluços, pois pode até curar a pessoa dos inúmeros acessos. Se você for uma dessas infelizes, leia com atenção: prepare um mingau, normal (não muito duro) com meio copo de leite, um pouco de fubá, açúcar, um pedaço de canela em pau e meia colher de café de noz-moscada.

Quando o mingau estiver pronto, reserve-o por alguns minutos enquanto você pega uma toalha e passa-a com o ferro bem quente. Coloque-a imediatamente sobre o estômago e, logo em seguida, coma todo o mingau, que também deve estar bem quente.

SONAMBULISMO

Se tiver alguém em casa que seja sonâmbulo, faça essa simpatia, que certamente a pessoa ficará curada:

Quando o sonâmbulo estiver dormindo, coloque uma toalha molhada no chão, do lado onde ele costuma se deitar e se levantar, porque quando isso acontecer, ele vai pisar na toalha e acordar. Até aí, tudo bem, mas o importante é que isso deverá ser feito sete vezes.

TONTEIRA (TONTURA)

Para acabar com qualquer tonteira, segure fortemente o cabo de uma colher de metal até que o mal-estar passe.

Mas se no momento em que sentir a tontura não tiver uma colher, dê três ou quatro beliscões fortes na parte superior do nariz, entre as sobrancelhas.

TORCICOLO E PESCOÇO TORTO

Se quem estiver com torcicolo for uma mulher, deverá fazer o seguinte: pegue um pé de meia usada de um homem (nada de torcer o nariz) e coloque no pescoço, permanecendo assim por várias horas. Se for homem, faça a mesma coisa, porém com uma meia de mulher.

Mas se for menina, faça a mesma coisa, mas o pé de meia deve ser do seu pai.

O torcicolo vai desinchar e toda a dor vai passar se você fizer um pequeno saquinho (como para breve) e colocar dentro dele um pouquinho de cinza de carvão e de sal grosso. Estando pronto esse breve, bata com ele por sete vezes seguidas no local dolorido.

Faça isso três vezes ao dia.

Pode-se também arranjar um melão-de-são-caetano (em casas de ervas) e, à noite, ao se deitar, limpar esse melão, colocar sobre o lugar afetado do pescoço e amarrar com um pano.

Ou, então, tirar os caroços do melão, colocar dentro de um pano e socar bem até sair o suco. Amarrar então esse pano no pescoço durante três horas. Fazer só uma vez.

Se o torcicolo aparecer em época de batata-doce, aproveite para cozinhar uma com sal e, depois de bem cozida, faça rapidamente uma papa e coloque-a ainda bem quente sobre o local, deixando por meia hora. Cubra a papa com uma flanela para mantê-la quente e depois que retirar a papa, coloque a flanela sobre o local para manter o calor.

Quem for sujeito a essas dores, deve ter em casa o seguinte preparado: um caroço de abacate picado, meia folha de espada-de-são-jorge, também picada, sete galhinhos de arruda e meio litro de álcool.

Coloque tudo dentro de um vidro bem fechado e deixe curtir por nove dias.

No momento de usar, molhe um chumaço de algodão nessa solução e friccione o local dolorido.

Esta solução também serve para REUMATISMO (página 89).

TOSSE

ACESSOS DE TOSSE

Quando tiver um acesso de tosse, desses de coceirinha na garganta, pegue três cravos-da-índia e coloque-os sobre a língua. Não mastigue. Conserve-os na boca, como se fossem balas, por alguns minutos.

Mas se essa tosse der no meio da rua, experimente passar uma das mãos debaixo do braço, nas axilas, do lado contrário ao da mão, cheirando essa mão, logo em seguida.

TOSSE COM CATARRO

Esta é sensacional para acabar com catarro.

Desfolhe, lave e enxugue dois pés de chicória. Numa panela de tamanho médio, cubra o fundo com uma camada de chicória, polvilhe (cobrindo-a) com uma colher de sopa de açúcar e continue intercalando chicória e açúcar, até terminar. Jogue por cima 3/4 de uma xícara de chá de água, tampe a panela e deixe ficar em fogo brando, até que as folhas estejam bem cozidas e a calda com a cor caramelada.

Apague o fogo e aperte com uma colher, espremendo bem as folhas no caldo. Coe. Enquanto isso, vá espremendo bem com as mãos para que saia todo o suco.

Guarde num recipiente ou vidro fechado e dê ao doente uma colher (de sobremesa) quatro vezes ao dia.

Geralmente, depois de dois dias o catarro terá descido todo, não saindo pela boca.

Esta simpatia é ótima tanto para adultos como para crianças e em ambos os casos a dose é sempre a colher de sobremesa.

Saiba que um chá quente feito com orégano e adoçado com mel também acalma qualquer tosse.

TRANSPIRAÇÃO NAS AXILAS

Pouquíssimas pessoas têm a sorte de não transpirar embaixo do braço, e muitas são aquelas cuja transpiração é acompanhada de forte odor desagradável, popularmente chamado de catinga, que se impregna na roupa e não há santo que aguente... Não, não é falta de asseio (embora o seja para alguns), e sim o hiperfuncionamento das glândulas localizadas sob as axilas.

Se você tem esse problema, experimente fazer uma das seguintes simpatias:

- Pegue dois limões e corte cada um ao meio na horizontal, obtendo quatro partes, certo? Jogue fora uma das partes, restando três, e, um a um, vá molhando os pedaços de limão em bicarbonato e esfregando nas axilas. Jogue cada pedaço de limão que passar sob as axilas para trás, de costas, sem olhar. Faça isso numa sexta-feira.
- Esprema o sumo de um limão e misture-o com sal até formar uma pasta mole. Acrescente sete gotas de vinagre e passe esta pasta debaixo do braço, deixando ficar pelo máximo de tempo que puder. Depois, lave-se com água pura e... era uma vez o mau cheiro...
- Ainda com o limão! Como você vê, ele não serve apenas para fazer limonada ou caipirinha. Corte ao meio na horizontal um legítimo limão galego, passe as duas partes nas cinzas (qualquer cinza serve) e esfregue-as nas axilas. Faça isso três dias seguidos, mas, se necessário, repita por três dias.
- Vamos aproveitar a época da mandioca (aipim) para pôr fim a esse mau cheiro. Durante dois dias, passe bem nas axilas as raspas de uma mandioca descascada. Faça isso três vezes por dia.
- E mais uma: pegue três bonitos pedaços de pano (pode ser retalho), passe cada um embaixo do braço e, logo em seguida, jogue esses três retalhos numa encruzilhada. Faça isso apenas uma vez.

ÚLCERA

Minha úlcera está me incomodando, preciso cuidar da minha dieta... Ai, tenho de tomar um calmante para tranquilizar minha úlcera nervosa...

Seja qual for a causa da sua úlcera, leia as simpatias a seguir e escolha uma; quem sabe a úlcera não vai deixá-lo em paz, não é?

- Se você gosta de cenoura, cozinhe uma de tamanho médio em água sem sal até que fique bem cozidinha. Amasse-a bem, jogue a água fora, misture uma colher de sopa de mel (só serve o puríssimo mel de abelha) e coma tudo em jejum. Faça isso apenas uma vez.
- Lave muito bem sete ou nove folhas de mostarda, bata-as no liquidificador, juntamente com os talos, coe e tome em jejum. A mostarda pode ser substituída por folhas de couve. Neste caso, coe e tome uma colher de sopa bem cheia em jejum, por sete ou nove dias.
- Para uma rápida cicatrização da úlcera, faça um chá da casca de cajueiro com casca de romã e água durante quinze dias. Beba um copo deste chá três vezes ao dia, quinze minutos antes das principais refeições.

ÚLCERA DA PELE

Consiga uma traíra, extraia a sua gordura e aqueça-a em banho-maria para derreter. Em seguida, enquanto a gordura ainda estiver quente, embeba nela um pedaço de algodão e passe suavemente sobre o local afetado, deixando agir por algum tempo.

Guarde o restante da gordura, pois o procedimento deve ser repetido por sete dias.

URINA

URINA PRESA

Quando estiver com vontade de urinar, mas não conseguir, coloque água bem quentinha (não demais) dentro de uma bacia e faça um banho de assento. Ao mesmo tempo, deixe a água de uma torneira correndo em abundância. Dentro de alguns segundos você se sentirá aliviada, pois a urina descerá.

URINA SOLTA

Se seu problema for urina solta, veja se consegue obter um tijolo de barro virgem (só serve tijolos feitos apenas de barro, como daqueles antigos) e urine em cima dele. É só isso.

Mas se tiver galinhas no seu quintal e for matar uma delas para fazer aquela deliciosa galinha assada, na hora de limpar a moela, tire sua pele, lave-a bem e deixe-a em lugar que não bata sol.

Quando estiver seca, soque-a bem e coloque o pó dela dentro de um vidrinho. Misture um pouquinho desse pó na comida ou em qualquer suco.

ÚTERO – OVÁRIOS

INFLAMAÇÃO

Para inflamação no útero ou nos ovários, faça um dos chás indicados abaixo e tome-o três vezes ao dia até ficar boa.

Chá de pétalas de rosas brancas
Chá de pétalas de beijo branco
Chá de pétalas de amor-do-campo

VARIZES

Não precisa ficar de cabelo em pé porque começaram a aparecer varizes na sua perna. Acalme-se e faça o seguinte: aplique diariamente sobre elas um chá feito com meio copo de água, 1/3 de óleo de mamona e uma colher de café de sal. Aos poucos elas vão sumindo... sumindo... até que desaparecem.

Outra boa simpatia para dar sumiço às suas varizes é pegar uma réstia de alho e cortar um pedaço de quatro dedos.

A cada dia puxe um fio desse pedaço cortado e cozinhe-o em um litro de água por cinco minutos. Beba esse chá toda vez que sentir sede.

Beba um novo chá, feito com um novo fio, diariamente, até que terminem todos os fios da réstia.

VERMES – BICHAS – SOLITÁRIAS

Puxa! Você anda tão esfomeado! Come... come... e não há comida que chegue! Isso pode ser solitária.

Corra então até a cozinha e reserve todos os caroços da abóbora que você usou para fazer doce. Lave-os e coloque-os numa frigideira de ferro. Se tiver a felicidade de possuir um fogão a lenha, use a chapa e leve ao fogo bem brando, deixando até que os caroços fiquem bem torradinhos. Reduza tudo a pó e, no almoço e jantar, misture um pouco desse pó na sua comida.

É, parece mesmo que os vermes e bichas não gostam de caroços. Desta vez, são os de mamão maduro: coma o máximo que puder desses caroços, também misturados na comida.

Esta simpatia também serve para crianças.

Para expelir vermes, pode-se optar pela água de coco, só que deve ser tomada em jejum, o maior número de vezes possível.

VERRUGAS

Antes de fazer qualquer simpatia, é bom saber que as verrugas não caem de um dia para outro; levam sempre algum tempo, mais ou menos de vinte a quarenta dias, certo?

Veja, não é só a Chiquita Bacana que usava cascas de banana; você também vai usá-la, se quiser acabar com essas verrugas. Pode escolher a que achar mais simpática:

• Durante três sextas-feiras seguidas, esfregue bem a parte interna (branca) da casca de uma banana na verruga. Se estiver habituado a comer banana diariamente, esfregue na verruga a casca da banana que comer, também diariamente. Para maior eficácia dessa simpatia, depois de esfregada a casca, raspe um pouco da sua parte interna (branca), que foi esfregada, coloque sobre a verruga e cubra com um band-aid. Use uma nova casca e um novo band-aid todo dia.

• Agora, vamos jogar as cascas fora e usar apenas as bananas. A simpatia que se segue não pode ser feita pela própria pessoa, ou seja, por quem tem as verrugas. Por isso, deve-se pedir a ajuda de alguém. Esse alguém deve pegar uma banana verde de um cacho, cortá-la ao meio no sentido do comprimento e esfregar uma das partes na verruga. Esta mesma pessoa deve juntar as duas partes e jogar a banana em algum lugar, de preferência no mato, pois aquele que tem a verruga não pode ver nem saber onde foi jogada a banana. Deixe o tempo passar. Quando as duas metades secarem, as verrugas cairão.

• Para fazer esta simpatia, goste ou não de banana, você vai ter de comê-la. Primeiro, escolha um lugar bem distante para fazer essa simpatia, porque você nunca mais poderá voltar ao local escolhido. Assim mesmo vai se arriscar a fazê-la? Então leve uma banana madura de qualquer qualidade para o local escolhido e coma-a lá. Em seguida, esfregue a casca na verruga até que fique se desfazendo. Jogue-a então para trás sem olhar e vá embora para nunca mais voltar.

• Se estiver perto da Semana Santa, vale a pena esperar pela Sexta-feira da Paixão e, mais uma vez, usar a banana para acabar com essa verruga. Nesse dia, pegue uma banana madura e corte-a no sentido do comprimento. Esfregue muito bem uma das metades na verruga, e a outra... coma.

• Ufa! Já estou enjoada de tanta banana!... Vamos variar um pouco? Então, pegue três pedrinhas de sal grosso e esfregue cada uma delas na verruga. Junte essas três pedrinhas e, de uma só vez, jogue-as no fogo de um fogão (se tiver fogão à lenha, melhor). Tape os ouvidos imediatamente e saia correndo, porque você não pode ouvir os estalos do sal queimando.

• Se tiver o sal grosso, mas não em pedrinhas, tudo bem; estenda um pedaço de jornal por baixo do local de onde vai tirar a verruga (do braço, da mão etc.) e esfregue nela três punhadinhos do sal, deixando que caia sobre o jornal. Em seguida, enrole esse pedacinho de jornal com o sal dentro, ponha rapidamente sobre o fogo e saia correndo para não ouvir os estalos.

• Você ainda pode fazer esta outra, também com sal grosso: corte a cabeça de uma cebola, esfregue no sal grosso e passe nas verrugas pela manhã e à noite. Essas simpatias estão até parecendo receitas culinárias, não acha?

• Misture algumas gotas de limão em um pouquinho de sal refinado, de maneira a formar uma pasta. Coloque-a sobre a verruga e deixe assim até que fique bem seca. Retire então essa pasta seca e só lave o local no dia seguinte. Faça isso por três noites seguidas.

• Corte uma cebola branca ao meio e deixe-a mergulhada em vinagre branco por algumas horas. Em seguida, esfregue-a na verruga.

• Esfregar suco de maçã verde nas verrugas também é bom para fazê-las cair.

• Outra boa simpatia: pegue uma batata-inglesa crua e com casca, corte-a em três pedaços, esfregue bem cada pedaço na verruga, junte os três pedaços, amarre-os e, de costas, jogue a batata no telhado da casa. Não olhe para trás. Eu não disse que isso está parecendo um livro de culinária? É... Mas ainda tem mais...

• Desta vez pegue um grão de milho, esfregue-o bem na verruga e depois coloque-o dentro de uma caixa de fósforos. Em seguida, jogue essa caixa numa encruzilhada, de preferência onde você não vai mais passar.

• Já que falamos em fósforo, pegue uma caixa de fósforos virgem e retire três palitos. Esfregue as cabeças desses palitos nas verrugas, coloque-os novamente dentro da caixa, feche-a, jogue-a na rua (não no lixo) e não a procure mais. Como a caixa está cheia de fósforos, certamente alguém vai pegá-la e, sendo assim, vai levar também... suas verrugas.

• Se tiver um pé carregadinho de chuchu no seu quintal, aproveite e apanhe um chuchu bem novinho, corte-o ao meio no sentido do comprimento e esfregue cada parte nas verrugas. Junte as duas partes, amarre-as e jogue para trás ou para cima do telhado, de costas e sem olhar. Se não tiver o pé de chuchu, pode comprar um, mas deve estar bem fresquinho.

• Se você não gosta de comer berinjela, pelo menos use-a para acabar com suas verrugas. Duas vezes por dia, corte uma rodela de berinjela com casca e esfregue-a nas verrugas. Faça isso até elas caírem.

• Corte um pedaço daquele toucinho fresco e com couro que você vai botar no feijão e, sem que ninguém veja, esfregue bem sobre a verruga. Em seguida, ainda sem que ninguém veja, enterre esse toucinho em um local que tenha a terra bem úmida, de preferência em frente à cozinha, ou então num formigueiro e... esqueça-o.

Atenção! Muito importante para que essa simpatia dê certo é que, enquanto a verruga não cair, você não pode contar a ninguém o que foi feito, certo?

• Num pote com tampa, coloque 125 mililitros de vinagre branco e duas rodelas de limão galego (do legítimo); tape bem e deixe macerar por oito dias. Depois, filtre, molhe um pincel nesse líquido e unte as verrugas três vezes ao dia. Decorrida uma semana, as verrugas poderão ser facilmente removidas com a unha.

• Depois de um lauto almoço, no qual o pernil assado foi a *pièce de résistance*, vá discretamente até a cozinha e, antes que deem o osso do pernil para o cachorro, pegue-o, passe-o nas verrugas e jogue-o num formigueiro. Depois de algum tempo, enquanto as formigas se banqueteiam com esse ossão, as verrugas também somem. E... chega de cozinha!...

• Esta simpatia deve ser feita em três sextas-feiras seguidas: com uma faca, faça uma incisão no tronco de um mamoeiro macho e passe o leite que escorrer nas verrugas. Deixe secar normalmente e não lave o local por algumas horas.

• Se sua verruga for grande, passe ao seu redor um fio do rabo de um cavalo e dê três nós, deixando ficar assim até que ela caia.

• Como você sempre faz suas unhas em casa, aproveite seu esmalte branco (é branco mesmo, não incolor) e pincele a verruga uma vez por dia, todos os dias, até ela cair.

• Nossa! Que temporal! Está até chovendo na sala!... Pois aproveite essa goteira e deixe que pingue bem em cima da sua verruga. Vá lavando-a com essa água, ao mesmo tempo em que manda a água levar a verruga embora.

• Se perto de sua casa tiver uma figueira-brava, vai ser muito fácil acabar com suas verrugas. Basta dar um talho na árvore e passar o leite que escorrer na verruga. Isso vai doer um pouco. Aguente firme, que a verruga cai.

• Se tiver muitas verrugas, conte primeiro quantas são. Pegue, então, um barbante branco virgem e dê nele tantos nós quantos forem as verrugas. Em seguida, jogue esse barbante cheio de nós dentro de um rio (água corrente).

• Uma mistura de água oxigenada 10 volumes e iodo também pode ser passada diariamente na verruga até que ela caia.

• Se tiver em casa óleo de rícino, esquente-o, passe todas as noites ao se deitar e não lave o local da verruga até o dia seguinte. Faça isso até ela cair. Se não tiver óleo de rícino, proceda da mesma maneira usando terebintina.

• Algumas palavras também têm força para exterminar verrugas, principalmente se forem no rosto. Experimente qualquer das que se seguem e veja o resultado. Você vai ficar admirado! Quando vir alguém passando montado num cavalo, boi ou burro, olhe para a pessoa e diga:

Lá vai um burro montado no outro
vai e passa
e com ele vai também no seu rabo
esta minha verruga.
(Diga a última frase com o dedo sobre a verruga).

Se estivermos na lua nova, olhe para a lua e diga:

Deus te salve lua nova que vai para o crescente.
Quando passar por aqui,
Leve esta semente.
(Coloque então o dedo sobre a verruga.)

Repita essas palavras três vezes seguidas.

Ou faça essa outra, também na lua nova.

Abra a verruga com o dedo indicador e, olhando para a lua nova, diga o seguinte:

Assim como isso que está no céu tem de aumentar,
o que está embaixo do meu dedo tem de diminuir.

Em seguida, faça o sinal da cruz e diga: "Em nome do Pai, do Filho e do Espírito Santo."

Mas se você tiver muita preguiça de sair do seu conforto e não tiver ânimo para fazer nenhuma das simpatias citadas, então lá vai uma especial para você: pela manhã, assim que acordar, e ainda em jejum, lamba ou passe bem a própria saliva na verruga e deixe secar. Não lave e não molhe o local por pelo menos três horas. Será que essa você vai fazer? Só que terá de repetir isso todas as manhãs, até que a verruga caia ou suma.

VESÍCULA

Para curar e acabar com os problemas de vesícula, faça esta simpatia: pegue uma folha de mamão-macho, corte-a em sete pedaços e faça um chá que dê para duas xícaras. Beba uma xícara de manhã, ainda em jejum, e outra à noite, ao se deitar.

Faça isso durante sete dias, usando uma folha nova a cada dia.

VITILIGO

Essas manchas claras, que chegam a tomar conta de todo o corpo, podem desaparecer se a pessoa atingida comer por algum tempo, diariamente, no almoço e no jantar, agrião roxo em forma de salada, ou seja, cru.

Parte II

Simpatias para crianças

ATAQUE

No momento em que a criança sofrer um ataque, a mãe ou a madrinha deve tirar a camisa que ela estiver usando, virá-la do avesso e queimá-la logo em seguida.

Provavelmente o ataque nunca mais voltará.

BABA
(CRIANÇA MAIOR QUE AINDA BABA)

Não fique preocupada porque sua filha de quase 2 anos ainda está babando.

Se você puder arranjar uma espiga de milho seca, dessas que ficam guardadas no paiol das fazendas, pegue um pouco da baba que caiu no queixo da criança e passe-a em toda a espiga de milho. Em seguida, jogue fora essa espiga, mas num lugar onde não a vejam mais.

Se a madrinha de seu filhinho mora perto de você ou pelo menos na mesma cidade, peça a ela para dar um pulinho à sua casa três sextas-feiras seguidas, para que ela passe a barra da saia ou do vestido que estiver usando na boca da criança no momento em que a baba estiver caindo.

Outra simpatia: quando a madrinha de sua filha for visitar a afilhadinha deve levar uma tesoura (a tesoura deve ser dela), e quando a baba da criança estiver caindo, ela deve cortar a baba com a tesoura.

Basta fazer isso apenas uma vez.

BRONQUITE

Além das simpatias para bronquite que constam da Parte I deste livro, aí vai mais uma, especialmente para crianças:

Compre um preguinho virgem e espere chegar uma sexta-feira. Então, chegue com a criança até uma porta, de preferência a de entrada, coloque-a junto ao portal e meça a altura da criança. Marque o lugar e mande a criança sair dali. Em seguida, pregue o prego no local marcado.

Enquanto estiver pregando, vá dizendo: "Estou pregando aqui a bronquite de..." (diga o nome da criança).

Pregue o prego até o fundo, procurando não entortá-lo. Não retire o prego de onde foi colocado.

Atenção! Depois de ter medido a altura da criança, ela deve sair do recinto, para não ver o que vai ser feito. Além disso, a porta usada deve ser a da sua casa. À medida que a criança for crescendo, ultrapassando o prego, a bronquite vai desaparecer.

COMEÇAR A ANDAR

Não fique nervosa porque sua filhinha ainda não anda sozinha, apesar de ter a mesma idade do menino da vizinha. Geralmente isso é causado apenas pelo medo de andar.

Mas se você acha que já é tempo de ela estar andando sozinha, experimente fazer uma das simpatias que se seguem:

- Para esta simpatia, além da criança, precisa-se de dois adultos. Um deve ficar parado na porta da cozinha; o outro deve pegar uma sacola grande e colocar a criança dentro. Em seguida, a pessoa deve dar três voltas ao redor da casa carregando a sacola com a criança. A cada volta que der, deve parar em frente à porta da cozinha, diante da pessoa que ali ficou, e perguntar-lhe: "Quer comprar?" A outra deve responder: "Não, ela não anda." A pessoa, então, dá outra volta na casa e repete a mesma coisa. Na terceira volta, depois de ter repetido a pergunta, a outra responde: "Só se ela andar." Então, a que está carregando a criança tira-a da sacola e entrega-a para a pessoa que está na porta da cozinha.

• Se tiver facilidade de encontrar um pilão de madeira grande, daqueles antigos que havia nas fazendas, aproveite para colocar dentro dele a criança que não quer andar sozinha e, como se ela fosse a colher ou a pá do pilão, faça com ela o movimento de quem está socando o pilão.

• Se estivermos no mês de junho, espere chegar o dia 24, ou seja, o dia de São João, e faça essa simpatia, que também é ótima: chegue com a criança perto da fogueira, pegue um pouco de cinza morna e esfregue-a levemente nas pernas da criança. Só lave no dia seguinte.

• Esta simpatia deve ser feita às sextas-feiras. Arranje um pedaço de cipó do mato, leve-o para casa e faça o seguinte: abra bem a porta que dá para a rua, ponha o cipó atravessado no chão, no meio da porta, e coloque a criança de pé, com uma perna de cada lado do cipó, ficando o cipó entre os dois pés. Em seguida, a pessoa que está fazendo a simpatia diz: "O que corto? Corto o medo de..." (diga o nome da criança). Em seguida, corte um pedaço do cipó ainda no chão – com uma faca virgem. Guarde o pedaço do cipó que sobrou, pois terá que fazer a mesma coisa com ele nas duas sextas-feiras seguintes. São três sextas-feiras ao todo, sempre usando o pedaço do mesmo cipó que sobrou. Em três sextas-feiras seguidas, a mãe deve pegar o filho pela mão, e juntos devem caminhar, dando três voltas ao redor da casa.

• Além da mãe e da criança, será necessário uma terceira pessoa para fazer esta simpatia, que deve ser repetida em três sextas-feiras seguidas. A mãe pega a mão da criança e com ela vai caminhando para a frente, enquanto a outra pessoa, com uma vassoura na mão, segue atrás das duas, varrendo o chão por onde a criança vai passando. Se possível, evite que a criança olhe para trás.

COQUELUCHE

Para fazer essa simpatia arranje uma moedinha de centavo pequena e dê para a madrinha da criança mandar fazer um furo. A própria madrinha deve enfiar um barbantinho branco virgem no furo e pendurar a moeda no pescocinho da criança como se fosse um colar. Não tire nem mesmo para tomar banho.

Quando arrebentar o barbante, a moeda cair ou se perder, não a apanhe nem procure. Esqueça-a.

CROSTA – CASCÃO (NA CABEÇA DO BEBÊ)

É muito comum a formação de crostas na cabecinha de um bebê. Portanto, não fique tentando tirá-las com a unha, pois isso pode feri-lo.

Para eliminar facilmente as crostas, é só conseguir algumas folhas de figueira, preparar com elas um chá e banhar a cabecinha do bebê. Repita esse banho até eliminar tudo.

DENTES

NASCER SEM DOR

Quando os dentinhos do neném vão começar a nascer, começa também o sofrimento dele e da mãe, pois a criança chora dia e noite. Além disso, uma disenteria geralmente acompanha essa fase.

Então, quando perceber que esse processo está começando e que a criança sente coceiras nas gengivas, pegue três dentes de alho, para usar durante três dias seguidos, um dente por dia.

Pegue um dente de alho, descasque-o cuidadosamente para não feri-lo nem cortá-lo, pois deverá ficar inteiro e perfeito.

Passe então esse dente de alho por toda a gengiva, mas não esfregue. Apenas passe uma vez, começando de um lado e terminando do outro.

É isso aí. Faça a mesma coisa nos dois dias seguintes.

Plante esse dentes de alho e, se nascerem folhinhas, não toque nelas. Verá como os dentinhos virão sem dor, sem diarreia e... sem choro!

PRIMEIRA DENTIÇÃO

Olha, gente! Descobri o primeiro dentinho do neném!

Você está exultando por causa dessa descoberta? Pois então fique sabendo que a pessoa que encontra o primeiro dentinho deve dar de presente à criança um objeto de prata, por pequeno que seja (com o preço que está a prata...). Mas vale a pena, pois isso garantirá que seus dentinhos cheguem claros e fortes.

Para essa dentição chegar sem dor, pegue três azeitonas, tire bem toda a carne e ponha os caroços para secar. Depois de secos, serre suas pontinhas, faça um furo de lado a lado, pegue um cordão ou barbante, enfie aí os três caroços e pendure no pescocinho da criança, deixando até que os dentinhos nasçam ou os caroços caiam. Se isso acontecer, substitua-os por outros. Jamais use os mesmos caroços.

Outra boa simpatia: pegue quatro raízes de salsa, leve-as ao fogo com dois copos d'água e deixe-as ferver em fogo brando por uns cinco minutos, com a panela tampada. Apague o fogo e mantenha a panela tampada até que esfrie completamente.

Vá dando essa água para a criança tomar no lugar da água comum. Quando terminar, faça novo chá até que a maioria dos dentinhos tenha nascido.

Os dentinhos do neném estão começando a despontar e eles nascerão fácil, fácil se você arranjar em casas de ervas uma semente chamada ficha, fizer um buraco numa de suas extremidades, passar por aí uma linha e deixar pendurada no pescocinho do bebê.

Mas se conseguir que alguém pesque um camarão, descasque-o ainda vivo e passe-o imediatamente nas gengivas do bebê. Você vai ver como os dentinhos vão nascer sem problemas.

E quando cair o primeiro dentinho da primeira dentição, deve-se jogá-lo em cima do telhado da casa, para que os outros que vierem nasçam sadios.

SEGUNDA DENTIÇÃO

Quando a criança trocar a primeira dentição (dentes de leite), aplique leite de cabra em suas gengivas, por vários dias.

Essa simpatia vai garantir uma dentição livre de cáries.

DOR DE BARRIGA – DIARREIA

Aqui citamos simpatias apenas para bebês. Para crianças, ver o item DORES, na página 39.

Se você fizer qualquer das simpatias que se seguem, as dores de barriga do bebê passarão rapidamente:

• Aqueça uma colher de sopa de óleo de cozinha com uma folha de hortelã e, ainda quente, com cuidado para não queimar o bebê, passe na sua barriguinha, fazendo massagem. Em seguida, cubra rapidamente a barriguinha com uma flanela ou um pano aquecido mantendo assim por algum tempo.

• Aproveite a casca de uma banana-prata não muito madura que você vá comer, corte-a em quatro pedaços e faça um chá para a criança. Vá dando aos pouquinhos, porém várias vezes. Esse chá é ótimo, principalmente se o bebê estiver com diarreia.

• Você vai até achar graça desta simpatia, mas que funciona, funciona. Quando o neném estiver berrando de dor de barriga, pegue uma cueca usada do pai, faça com ela uma rodilha (arranje de maneira arredondada) e deixe as cadeiras da criança descansarem sobre ela, ou deite a criança sobre a mesma.

• Você também pode fazer outra simpatia: bata em neve bem firme uma clara de ovo, ponha em um pano e, em seguida, coloque sobre a barriguinha do bebê.

ENGASGO

Quando uma criancinha engasgar, não a deixe perder o fôlego. Sopre imediatamente no seu rostinho, várias vezes em frente à boca e ao nariz.

Ou então erga imediatamente a criança, segurando-a pelos dois braços esticados.

FALA

COMEÇAR A FALAR

Não é porque seu primeiro filho falou muito cedo que os seguintes também deverão fazê-lo. E se algum dos seus filhos estiver demorando a falar, não precisa ficar nervosa, porque muitas crianças que começam a falar tarde acabam sendo as mais tagarelas.

Em todo caso, para sua maior tranquilidade, aqui vão algumas simpatias que você pode fazer:

• Se estiver chegando o fim do ano, espere até que caia a primeira chuva de janeiro, recolha um pouquinho da água dessa chuva e dê para a criança beber. Mas só serve a água que tenha caído diretamente do céu. Não serve a água aparada de uma árvore ou de uma calha.

• Enquanto janeiro não chega, vá dando para a criança um pouco de água comum, porém dentro de uma concha de feijão, toda sexta-feira.

• Se você gosta de costurar, certamente tem um dedal dentro de sua caixinha de costura. Então dê água para a criança dentro desse dedal e somente nele, por três dias seguidos, ou seja, durante esses três dias, ela só beberá água no dedal. Aposto que seu filho vai achar esta simpatia muito interessante.

• Se tiver frangos e galinhas no quintal ou no galinheiro, e entre eles tiver uma franguinha nova, fique de olho nela para conseguir seu primeiro ovo. Prepare-o então para a criança comer, da maneira que ela desejar: frito, cozido, mexidinho etc. Se ela não gostar de ovo, pegue-o (ainda o primeiro ovo da franguinha nova), quebre-o de maneira que fique uma metade inteira (como se fosse uma conchinha) e vá dando água para a criança sempre dentro dessa casca do ovo, até que ela comece a falar.

• Se não tiver frangas, mas apenas uma galinha chocando os ovos, assim que acabar de nascer um pintinho, deixe-o piar dentro da boca da criança.

• Para quem tem papagaio ou periquito em casa, vai ser fácil fazer essa simpatia. É apenas dar a ele todos os dias os restos da comida da criança, até que ela comece a falar.

FALA ENROLADA

Se tiver em casa alguma criança pequena que fala tudo, mas de um modo que mal se consegue entender, não fique chamando sua atenção a toda hora, pois isso vai atrapalhar ainda mais a fala.

Resolva logo esse problema: dê à criança água comum no sino de uma igreja católica.

Com isso, aos poucos a fala vai melhorando, até se normalizar.

GAGUEIRA

Para fazer qualquer das três simpatias que se seguem é preciso ter uma colher virgem de pau, dessas de mexer angu. Vamos a elas:

• Pegue a colher de pau e dê três batidas, isto é, três colheradas, nas costas do gago, duas vezes ao dia, sendo uma ao meio-dia e outra à meia-noite. Isso tem de ser feito em três sextas-feiras seguidas, e o importante é que a pessoa que der as colheradas não pode ser vista pelo gago.

• Se preferir, experimente dar uma rápida batida ou colherada, nem forte, nem fraca, na boca da criança ou do adulto gago.

• Outra simpatia: peça ao padrinho da criança para que pegue a colher de pau e bata três vezes, de leve, é claro, na cabeça do gaguinho.

HEMORROIDAS

Você sabia que criança também pode ter hemorroidas?

E quando isso acontece, é um suplício para ela e também para a mãe. A simpatia que se segue, embora possa parecer um tanto fúnebre, é extremamente eficaz. Por isso, tenho certeza de que você a fará para acabar com o sofrimento da criança. Pois vamos a ela:

Vá a uma casa funerária e peça para que deem a você um pedacinho de pano de caixão de anjo, o que certamente não lhe será negado. O pano não pode ser comprado; precisa ser dado.

No momento de fazer a simpatia molhe esse paninho no azeite ou óleo de cozinha e coloque sobre as hemorroidas, fazendo pressão, a fim de empurrá-las para dentro.

A criança não deve saber como tudo foi preparado.

HÉRNIA UMBILICAL – QUEBRADURA

Se você mora perto de matas, não vai ser difícil fazer as duas primeiras simpatias propostas. Leia com atenção.

• Leve com você a criança doente e procure uma figueira-brava. Levante a perninha da criança, coloque um de seus pés sobre o tronco e risque aí o contorno do pezinho. Retire o pé da criança, pegue uma faca e corte essa forma, ou seja, o formato do pé que você riscou. Solte imediatamente esse pedaço da casca do tronco, encoste-o rapidamente no umbigo da criança e, ainda sem perder tempo, recoloque-o no mesmo lugar do tronco de onde foi recortado, amarrando-o ao tronco para que não caia. Vá embora com a criança. Ela nunca mais deve voltar a esse lugar.

• Pegue um pedaço de papel fino (pode ser papel de pão), meça-o e corte-o no tamanho da quebradura, leve-o até uma árvore chamada umbaúba e faça um semicírculo, ou seja, uma meia-lua, com a parte côncava para baixo, em seu tronco. Feito isso, suspenda um pouco a tampa da casca e coloque lá dentro o papelzinho (pode ser dobrado). Feche a tampa e amarre com um barbante, passando-o ao redor do tronco para o papel não cair. Vá embora e espere com paciência, porque quando essa casca secar, a quebradura vai sarar.

3. Esta simpatia é feita como antigamente; só que, naquela época, se usava uma moeda de quatrocentos réis (era o quatrocentão), que se colocava sobre o umbigo da criança e amarrava-se com um pano em volta da barriga, comprimindo a moeda e mantendo assim por alguns dias. Mas como o dinheiro encurtou e as moedas diminuíram, agora temos de nos contentar com uma moedinha de um real, que mal dá para cobrir a hérnia. Mas se você tiver em seus guardados uma moeda de prata (de prata mesmo, como as antigas), use-a para fazer essa simpatia e, em vez de enrolar com o pano, grude a moeda com um pedaço de esparadrapo mais largo. Deixe ficar assim até que a hérnia desapareça.

INSÔNIA

Se seu bebê sofre de insônia e não consegue dormir durante a noite, quando for trocar sua roupinha para dormir, pegue a camisetinha (a fininha que fica junto à pele) que acabou de tirar, vire-a do avesso e coloque-a embaixo de seu travesseirinho e deixe ficar a noite toda.

Você também pode repetir o procedimento descrito acima, porém, deixando a camisetinha pendurada, depois de desvirada, na chave da porta de entrada da casa, onde deve permanecer a noite toda.

Outra boa simpatia para fazer a criança dormir bem à noite é a mãe chegar com a criança, de manhã, aos pés de sua caminha e dizer: "Fulano (dizer o nome da criança), vamos buscar o sono da noite?"

Faça isso sete dias seguidos.

Uma solução para a insônia da criança é colocar sob o seu colchão, às seis horas da tarde, uma tesoura nova, sem uso, aberta e de qualquer tamanho, três dentes de alho e três galhinhos de arruda, deixando assim por sete dias.

Faça isso três vezes ao todo, ou seja, a cada sete dias, jogue tudo (tesoura, alho e arruda) num rio ou riacho (água corrente) e troque por tudo novo. Serão 21 dias ao todo.

Um travesseirinho recheado com aneto vai dar um soninho bem tranquilo para qualquer criança e também para gente grande. Mas veja como deve ser preparado esse travesseirinho com aneto seco: compre um molho de aneto em casas de ervas e, se o aneto estiver ainda fresco, amarre o molho e pendure-o em lugar fresco, escuro e alto, de cabeça para baixo, deixando assim ficar por alguns dias, até que esteja bem seco.

Faça então um travesseirinho, que a criança deve usar diariamente até que a planta não tenha mais cheiro, o que deve acontecer em dois ou três meses.

Se ainda achar necessário, faça outro.

Mas se o bebê estiver irritado e não quiser dormir, um bom calmante é colocar uma maçã perfurada com palito bem perto de sua cabeceira.

MOLEIRA

Se a moleira do bebê não fecha, passe sobre ela um pouco de clara de ovo.

OLHOS DE RECÉM-NASCIDO

Limpeza – para limpar os olhinhos do bebê, nada melhor do que, quando necessário, pingar uma gota de leite materno, três vezes ao dia.

OUVIDO

DOR DE OUVIDO

Não há choro de criança mais desesperado do que o decorrente de uma dor de ouvido. Por isso, quando essa dor chegar, procure aliviá-la o mais depressa possível, fazendo a simpatia que estiver ao seu alcance. Eis algumas delas:

- Se tiver no seu quintal um pezinho de manjerona, pegue um raminho fresco, coloque-o numa panelinha ou numa tampinha de lata com um pouco de azeite de oliva e leve ao fogo brando, deixando-o fritar um pouquinho. Enquanto isso, vá amassando bem as folhas no azeite. Em seguida, coe, deixe esfriar um pouco (o suficiente para não queimar as mãos) e pingue de duas a três gotas no ouvido afetado. O óleo que sobrou pode ser guardado num vidrinho fechado; quando houver necessidade de usar outra vez, bastará aquecê-lo. Para fazer essa simpatia, você também pode substituir a manjerona por flor de abóbora.
- Com a flor de abóbora, você também pode fazer a seguinte simpatia: pegue um talo ou a flor de abóbora, lave, enxugue e soque muito bem para retirar o sumo. Misture umas gotas de leite materno a esse sumo, esquente e pingue no ouvido da criança. Despeje o que sobrar numa pia com a torneira aberta, para escorrer tudo pelo ralo.

Atenção! O que sobrar precisa ser jogado dentro de uma pia para evitar que seque o leite da mãe ou da pessoa que o cedeu.

• Se não tiver a flor de abóbora, pingue no ouvido do bebê de duas a três gotinhas do leite materno.

• Se a criança acordar durante a noite berrando de dor de ouvido, esquente rapidamente um pouco de azeite de oliva (na falta deste, use qualquer óleo de cozinha), molhe nele um pedacinho de algodão, esprema o excesso de óleo e, ainda bem quentinho, coloque esse algodão dentro do ouvido afetado (*não pingar no ouvido*), cobrindo-o imediatamente com um pano aquecido ou uma flanela e conservando assim por bastante tempo. Se necessário, repita tudo.

• A água que fica dentro das perninhas do caranguejo é ótima para aliviar dores do ouvido. Basta quebrar uma de suas perninhas e pingar a aguinha que sai.

• Para esta simpatia vai ser preciso encontrar uma mangueira que dê manga espada, o que não será difícil. Só serve dessa qualidade, certo? Pegue sete folhas verdes dessa mangueira e coloque-as dentro do travesseiro. Deixe as folhas lá por 21 dias, durante esse período não lave a fronha nem troque de travesseiro. Decorridos os 21 dias, recolha as folhas e jogue-as em água corrente (riacho, rio etc.).

• Agora uma simpatia feita com a flor copo-de-leite. Pegue vários miolos dessa flor, frite-os em um pouco de óleo de cozinha e depois que o óleo esfriar, guarde-o num vidrinho fechado. Quando vier a dor, é só amornar o óleo, molhar nele um pedaço de algodão e colocar no ouvido.

PERDER O FÔLEGO

Há crianças que, de vez em quando, nos dão grandes sustos, pois, de repente, perdem o fôlego.

Para que fiquem livres disso, pendure em seu pescocinho uma chavinha de São Valentim, que pode ser comprada em casas de santos, velas ou ervas.

A criança deve andar sempre com ela.

QUEBRANTO – MAU-OLHADO

Alguém botou quebranto na criança? Pois trate de amarrar uma fitinha vermelha em seu pescoço e deixá-la por algum tempo.

Se a fitinha incomodar muito, faça o seguinte: coloque a criança de pé, pegue um terço bento e enfie-o por sua cabecinha deixando que desça lentamente, até sair por baixo, pelos pés. Enquanto estiver fazendo isso, vá também dizendo as seguintes palavras.

> Nossa Senhora benzeu o seu filho para adorar;
> eu benzo (dizer aqui o nome da criança)
> Para curar do quebranto, do mau-olhado.

Depois que tirar o terço, reze um Pai-nosso e uma Salve-rainha.

Uma simpatia bem fácil é você lamber três vezes a testa da criança que está com quebranto. Mas antes de cada lambida, diga as palavras abaixo:

> Seu pai lhe fez, sua mãe lhe pariu
> o quebranto que você tinha eu lambi.

Você também pode fazer esta simpatia quando o pai da criança chegar da rua. Antes que ele entre em casa, deite a criança na porta de entrada e faça-o passar por cima dela.

Mais uma: pegue três galhinhos de arruda e com eles diga três vezes as seguintes palavras, nas costas e na frente da criança: "Fulana (o nome da criança), Deus te criou, Deus retira o que no teu corpo entrou." Faça isso por três dias, uma vez ao dia.

SAPINHO

Quando aparecer sapinho na boca do neném, lance mão de uma das simpatias que se seguem.

• Para fazer esta simpatia, você vai usar simplesmente um caldo grosso de qualquer alimento refogado com sal. Pode ser a água grossa do arroz que está cozinhando e quase secando, o caldinho grosso do frango que está refogando com sal etc. Dê uma colher de sopa de um desses caldos para a criança tomar.

• Pegue um pedaço de pano vermelho novo, umedeça-o e passe-o delicadamente pela boquinha do bebê.

• Pegue um pano de prato usado e limpe delicadamente os sapinhos da boquinha do bebê.

• Se você costuma tomar café bem forte e amargo, passe um pouco desse café no local várias vezes ao dia.

• Você também pode escolher um tomate bem maduro, extrair o seu caldo e lavar com ele a boquinha do bebê algumas vezes ao dia. Faça isso três dias seguidos e se não tiver ainda sarado, apesar da melhora, faça por mais três dias.

• Coloque um pouco de água e bicarbonato em um cálice. Enrole um pedaço de gaze no dedo, molhe-o nessa solução e limpe a boca do bebê, tirando todo o branco. Em seguida, passe um pouco de mel rosado no local. Faça isso três dias seguidos, sempre usando gaze nova. Mas guarde todas as gazes usadas, pois depois do terceiro dia, será preciso enrolá-las e colocá-las num cantinho do fogão, deixando lá até que sequem os sapinhos.

• Você poderá passar também um algodão embebido em mel puro diariamente na boquinha do bebê. Mas precisa ser mel puro. Não serve o industrializado, isto é, esses que se compram em supermercados.

SOLUÇOS

Além da clássica simpatia de tirar um fiapo de lã do casaquinho que o bebê está usando, molhá-lo com saliva e colocar na sua testinha, ainda há outras. Por exemplo:

• Pegue um papelzinho branco, molhe-o na saliva e coloque-o na testa do bebê. Ou, então, coloque na testinha uma fitinha vermelha.

• Uma folhinha de qualquer planta verde, colocada atrás da orelhinha da criança, faz interromper os soluços.

SORTE

É bom a futura mamãe saber que sorte para o recém-nascido vir a ser favorecido pela sorte deve-se, no seu primeiro dia de vida, vestir-lhe uma peça de roupa vermelha e outra amarela.

Não se importe se o seu lindo bebê parecer fantasiado.

Mas há quem prefira vestir o bebê todo de vermelho no seu sétimo dia de vida.

UMBIGO GRANDE

Para que o umbigo da criança volte ao tamanho normal, pegue um jenipapo maduro e, com o dedo, faça nele um bom furo. Enfie então o umbigo grande nesse buraco, tirando e pondo três vezes seguidas. Feito isso, coloque o jenipapo num lugar onde bicho nenhum possa comê-lo, pois ele terá de secar. À medida que o jenipapo for secando, o umbigo vai entrando.

Para fazer esta simpatia, você terá de ir com a criança que está com umbigo grande até um lugar onde haja uma casa de cupins (esses morrinhos de terra que encontramos nos campos). Coloque um pezinho da criança sobre o morrinho da casa de cupim e risque aí todo o seu contorno, como se fosse o molde do pé. Em seguida, vá embora com ela, sem olhar para trás.

Se achar difícil fazer as simpatias anteriores, espere até que chegue uma chuva forte e leve a criança até um local onde haja uma goteira (pode ser até mesmo no quintal). Coloque, então, seu dedo (não o da criança) indicador no chão, exatamente no lugar onde está pingando a goteira e, com ele, vá fazendo pressão no chão, como se estivesse empurrando alguma coisa para dentro. Em seguida, com esse mesmo dedo molhado, faça a mesma coisa no umbigo da criança, ou seja, force-o para dentro. Faça isso três vezes seguidas, cada vez molhando o dedo na água da goteira no chão.

Faça apenas um dia.

Se não estiver na época das chuvas, aproveite a hora do banho da criança para fazer o seguinte:

Quando ela estiver no banho, molhe o seu dedo polegar (não o da criança) na água do banho e coloque-o sobre o umbigo grande, empurrando-o para dentro. Faça isso três vezes seguidas, sempre lavando o dedo para colocá-lo novamente no umbigo.

VERMES

Está aí algo que maltrata demais a criança. Por isso, logo que perceber que ela tem vermes, faça uma dessas simpatias.

• Veja se ela consegue tomar um chá feito com folhas de hortelã frescas, colocando dentro do chá um pouco de raspas de chifre de boi ou de carneiro queimados (compre em casas de ervas).

• Um santo remédio, se a criança conseguir engolir, é dar a ela, pela manhã em jejum, um pouco de água misturada com um pouco de farinha de centeio. Mexa bem a mistura (fica parecendo soro de leite de vaca) e dê à criança, pelo menos por cinco dias.

• Se ela não conseguir beber nenhuma das simpatias citadas, amasse um dente de alho, misture com uma colher de sopa de vinagre e esfregue essa mistura por todas as juntas do corpo (cotovelos, dedos etc.).

• Se a criança estiver muito agitada e não conseguir dormir por causa dos vermes, pegue três ou nove dentes de alho inteiros, faça um colar com eles e amarre-o no pescoço da criança. Deixe ficar assim por algum tempo.

• Se a criança estiver tossindo muito por causa dos vermes, amarre no seu pescoço apenas uma esponja e deixe ficar.

XIXI NA CAMA (PARA CRIANÇAS MAIS VELHAS)

Há crianças maiores (e mesmo adultos) que não conseguem controlar a urina durante a noite e acordam espantadas quando sentem seus lençóis molhados de xixi. Se tiver alguém em casa nessas condições, ajude-o de uma das seguintes maneiras:

- Compre uma vassoura virgem e guarde-a até chegar a noite. Quando a criança estiver dormindo, pegue essa vassoura e passe sobre ela como se estivesse varrendo, começando da cabeça e indo até os pés. Logo a seguir, jogue essa vassoura bem longe, de preferência no mato.

Atenção! A criança não poderá saber o que foi feito com ela.

- Esta simpatia é mais divertida. Cozinhe bem um fígado de galinha e dê para a criança comer atrás da porta de dentro da casa. Como ela vai querer saber a razão disso, e não poderá descobrir a verdade, invente qualquer coisa, como dizer que é para ficar mais forte ou inteligente.
- Muito fácil e simples é guardar um chuchu até que ele brote, abri-lo ao meio, tirar todo o miolo branco e com ele fazer um refogado. Em seguida, misturar esse refogado na comida da criança durante sete dias. Esta simpatia também serve para adultos.

Parte III

Simpatias variadas

AFASTAR DE CASA PESSOAS INDESEJÁVEIS

Tenho certeza de que você até já deve ter feito estas simpatias, mas lá vai:

- Se uma visita chata se instalar no seu sofá e resolver não ir mais embora, dê um jeitinho de ir até a cozinha, pegue uma vassoura e coloque-a atrás da porta, com a parte de varrer virada para cima.
- Quando uma visita indesejável estiver em sua casa enchendo a paciência, proceda assim: vá à cozinha, acenda o fogo do fogão, jogue nele rapidamente três punhadinhos de sal e saia correndo para não ouvir o sal estalar.
- Se você não deseja que a visita retorne à sua casa, quando ela estiver saindo, pegue depressa um copo d'água, coloque três punhadinhos de sal e, enquanto ela estiver indo embora, já de costas, atire essa água no chão, mas na direção em que ela estiver caminhando.
- A pessoa indesejável também não voltará mais se você pegar um pouco de alpiste na mão e soprá-lo quando ela estiver de costas, por cima dela, dizendo: "Vá e não volte mais, esqueça-me."
- Com esta simpatia a visita indesejada vai querer sair correndo, porque é bem possível que uma inesperada dor de barriga a expulse de sua casa. Para isso, faça o seguinte: pegue um guardanapo e dê um nó em cada ponta, mas a cada nó que for dando, diga: "Fulano, (dizer o nome da pessoa) vá embora..."

CACHORRO

Como quase todos têm um cachorro em casa, vamos também fazer simpatias para eles.

DOENÇA DE PELE

Para curar as doenças de pele do seu cachorro, arranje a fruta urucum, abra-a e passe as sementinhas na pele do animal até que fique com a pele ou o pelo da cor do urucum. Faça isso diariamente por sete dias, quando, então, o animal deverá estar definitivamente curado.

Atenção! Esta simpatia também serve para curar doença de pele de cavalo ou de qualquer outro animal.

TOSSE

Quando seu cachorro estiver com muita tosse, pegue um pedaço de barbante comum virgem e alguns pedaços de cortiça (pode ser de rolha). Fure as cortiças e enfie nelas o barbante, fazendo um colar. Amarre-o no pescoço do cachorro até que sare.

CHUVA

PARA ABRANDAR TEMPORAL

Logo no início do temporal, coloque um ovo de galinha no toco de uma árvore ou de uma cerca de madeira que fique perto de sua casa. Acenda então uma vela para Santa Bárbara e peça a ela para que amenize o temporal e para que não o deixe atingir você nem a sua casa.

Outra simpatia para diminuir o aguaceiro e abrandar o temporal é desenhar o sol no chão.

Se você morre de medo dos raios, pegue um pouco daquela palma benta do Dia de Ramos e queime-a.

PARA NÃO CHOVER

Se a chuva estiver ameaçando estragar seu programa do dia seguinte, pendure um ovo do lado de fora da janela, à noite, de preferência dentro de um pé de meia. Enquanto estiver colocando o ovo, ofereça-o à Santa Clara.

Em seguida, reze três Pai-nossos e três Ave-Marias. Depois, esse ovo deve ser jogado fora, não podendo ser comido.

Se preferir, corte bonequinhos em folhas de jornal e pendure um em cada ponta do varal de estender roupas. Isso também deve ser feito à noite e na véspera do dia que você está torcendo para não chover.

PARA PARAR DE CHOVER

Pegue um ovo e dois pires. Coloque a clara em um pires e a gema no outro. Ambos deverão ser colocados do lado de fora da casa, podendo ser no parapeito da janela, mas um de cada vez.

Ao colocar o pires que contém a clara, diga: "Ofereço essa clara para Santa Clara." Ao colocar o que contém a gema, diga: "Ofereço essa gema para Santa Gema." Deixe os pires lá até mais tarde ou até o dia seguinte. Depois, jogue a clara e a gema fora.

Se essa simpatia estiver sendo feita por causa de um casamento que se realizará complete-a mais tarde, pegando um terceiro pires e um cigarro novo, sem uso. Desmanche esse cigarro, coloque todo o fumo dentro do pires, ponha-o também do lado de fora junto aos outros dois e diga o seguinte: "Ofereço esse fumo a Santo Antônio."

Pois é, Santa Clara gosta de ofertas. Por isso, se estiver chovendo muito e você desejar que a chuva pare e o tempo clareie, jogue no meio da chuva um pedacinho de sabão ou de sabonete para Santa Clara, fazendo-lhe o pedido.

VENTANIA

Para amainar um vento muito forte, é só colocar em qualquer lugar do lado de fora um facão, com o corte voltado para o lado do vento.

DESATAR NÓS

Para se desatar um nó que está difícil de desfazer, basta dar uma soprada sobre ele. Ou, então, derrame um pouco de talco sobre ele.

DESENROLAR LÃS OU LINHAS

Quem trabalha com lãs ou linhas já se viu em dificuldades para desembaraçá-las. Para tornar esse trabalho mais fácil, enquanto estiver tentando desenrolar as linhas, pense em três pessoas fofoqueiras ou mentirosas, o que não é nada difícil, e, num instante, o trabalho estará terminado.

DINHEIRO

Ai, como seria bom se existisse realmente uma simpatia que trouxesse dinheiro ou riqueza. Será que existe alguma?

Mas, pelo menos, há várias simpatias que podem ser feitas para que não falte dinheiro em casa. Eis algumas:

- Se tiver em casa uma estatueta de Buda, coloque por baixo dela algumas moedas e deixe-as ficar lá.
- Outra: deixe algumas moedas guardadas dentro da caixa onde ficam os alfinetes.
- Se entre os inúmeros vasos de plantas que enfeitam sua casa tiver uma plantinha chama-dinheiro, enterre algumas moedas no seu vaso.
- Você também pode arranjar uma casca de cobra e colocá-la dentro de um saquinho feito com um paninho branco virgem. Guarde-o em alguma parte de sua casa.

FÓSFOROS ÚMIDOS

Puxa! É a minha última caixa de fósforos e está toda úmida por fora. E agora?

Agora, se os palitos estiverem secos, pegue um, passe a ponta preta no cabelo, risque-o na lixa molhada da caixa e... acendeu!

FUMAÇA

Quando houver uma fogueira perto de casa, e a fumaça estiver toda para o seu lado, procure desviá-la para outra direção, dizendo as seguintes palavras: "Fumaça pra lá, Santo Antônio pra cá."

Vá repetindo isso até que a fumaça se desvie.

GUARDAR A CASA

Se você vive preocupado porque não tem nem mesmo um cachorrinho para guardar sua casa, faça a simpatia a seguir.

Pegue três moedas e, mentalmente, ofereça aos gnomos. Em seguida, esconda-as debaixo de um móvel que esteja perto da porta da entrada. Isso, creia, é melhor do que qualquer cão de guarda.

Para não entrar ladrão dentro de casa, pegue uma medalha de São Dimas (ou um santinho) e, com ela na mão, repita três vezes as seguintes palavras:"Pelas chagas de Nosso Senhor Jesus Cristo, peço-vos que defendais minha casa de todos os perigos."

Em seguida, reze três Pai-nossos, três Ave-Marias e uma Salve-rainha. Pregue então a medalhinha atrás da porta da entrada ou deixe-a junto ao chaveiro.

MAU-OLHADO

COM REFERÊNCIA A PESSOAS

É sempre bom ter em casa, em lugar bem visível, um vaso com planta comigo-ninguém-pode. Mas observe-a frequentemente, pois se ela estiver crescendo, e a cada dia mais viçosa, tudo bem. Mas se não estiver se desenvolvendo muito bem, ou se estiver definhando, abra o olho, porque provavelmente as coisas não vão ficar boas para o seu lado.

Uma boa simpatia para se manter bons fluidos é arranjar um opo simples, liso, incolor, novo e sem uso, enchê-lo de água e colocá-lo atrás da porta principal da casa ou debaixo da mesa de trabalho. Essa água deve ser trocada de sete em sete dias, usando-se o mesmo copo.

Para saber se foi atingido por mau-olhado, plante três dentes de alho, deixando a ponta para fora. Se o alho não brotar, é sinal de que nada está legal. Então, jogue esses alhos numa água corrente (rio, riacho ou mar) e, como defesa, use sempre três dentes de alho na bolsa ou bolso. Se preferir, faça com eles um breve.

COM REFERÊNCIA A PLANTAS

Para saber se um mau-olhado atingiu sua planta que estava tão linda, coloque junto ou atrás dela um copo com água e uma pedrinha de carvão. Então observe: se o carvão afundar, é sinal de que realmente alguém botou o olho grande na planta. Nesse caso, jogue essa água onde tenha água corrente (pode ser numa pia mesmo, porém abra antes a torneira). Jogue o carvão fora.

Roseiras – Esta simpatia não é contra mau-olhado, mas vale a pena ser mencionada. Quando for plantar uma muda de roseira, coloque dentro do buraco, junto com a muda, três caroços de milho, pois assim ela vai florir muito.

OBJETOS PERDIDOS

Quando perder alguma coisa, não fique feito louco ou como uma barata tonta, andando de um lado para outro, remexendo e revirando tudo o que encontra pela frente. Tenha calma e faça qualquer das simpatias que se seguem, que logo a coisa aparecerá:

• Pegue um copo, vire-o de cabeça para baixo sobre uma mesa ou outro móvel qualquer e diga:

Enquanto eu não encontrar...
(dizer o nome do que perdeu)
eu não desviro esse copo.

Repita isso três vezes e continue procurando. Quando encontrar, desvie o copo. Para dar mais força a essa simpatia, depois de virado o copo, reze uma Salve-rainha, até chegar à parte que diz... "mostrai-nos". Pare aí e vá procurar o que perdeu. Quando encontrar, termine a oração e desvire o copo.

• Ainda mais fácil para encontrar algo que perdeu é começar a fazer o sinal da cruz na testa... Pelo sinal da santa cruz... Pare aí e diga:

Termino de fazer o sinal da cruz quando encontrar...
(dizer o nome do objeto que perdeu).

E termine assim que encontrar.

• Você também pode substituir o sinal da cruz por uma Ave-Maria, parando na parte que diz... "do vosso ventre Jesus". Depois que encontrar, terminar de rezar a Ave-Maria.

• Também é possível invocar o nome de alguns santos que, tenho a certeza, vão atendê-lo. Quando não encontrar o que perdeu, diga:

São Longuinho, São Longuinho
faça-me achar (dizer o nome do objeto perdido)
quando encontrar, darei três pulinhos.

E quando encontrar, cumpra a promessa, dando os três pulinhos.
Se preferir, peça a São Noquim.

São Noquim, São Noquim
faça-me encontrar (dizer o nome...)
se encontrar o que perdi, dou três gritos pulando.

Então dê três gritos bem alto e pulando. Se você chamar por São Dindo, o objeto perdido aparecerá na hora. Diga apenas:

São Dindo, faça eu achar (dizer o nome...)

Quando encontrar, diga três vezes: "Obrigado São Dindo."
Até Santo Antônio entra nesta. Peça a ele, dizendo:

Santo Antônio de Pádua
dê-me o que não é seu
depressa, depressa, Santo Antônio, apresse-se.

Você também pode dizer apenas o seguinte:

Pretinho do Pastorinho
ajuda a achar o que estou procurando.

Mas se você foi roubado ou perdeu seus documentos, faça o seguinte: bata o pé sete vezes e chame por São Lino, pedindo a ele que faça aparecer o que perdeu. Espere, então, sempre com muita fé, que sete dias decorram e, certamente, seus documentos aparecerão. Em seguida, reze um Pai-nosso e uma Ave-Maria.

PARTO

(PARA O BEBÊ NASCER MAIS DEPRESSA)

Evidentemente as simpatias devem ser feitas quando o trabalho do parto for normal, e o bebê estiver demorando para descer. Diga as seguintes palavras:

Meu glorioso São José
Assim como sua varinha depois de seca brotou
Este ano não morre mulher de parto
E nem criança sem chorar.

Se o tempo marcado pelo médico para a gestante dar à luz já ultrapassou bem o limite, você, que vai ter o bebê, deve pegar uma fita qualquer, desde que virgem, e amarrá-la ao redor do seu ventre, um pouco acima do volume da barriga.

Fique com a fita até o bebê nascer.

PERDER A BARRIGA

Quer ficar enxuto e diminuir essa barrigona? Então, quando chegar a lua minguante, ao se levantar, ainda em jejum e sem falar com ninguém (mantenha-se mudo), chegue junto a uma porta, que pode ser mesmo a do seu quarto, encolha bem a barriga, dê três barrigadas na porta, dizendo a cada vez: "Bom dia comadre porta, tome minha barriga e me dê a sua de volta." Depois beba três goles de água, ficando ainda em jejum por mais meia hora.

Faça isso todos os dias, durante os sete dias da lua minguante.

PERIGOS

Na época de hoje, nada como uma boa simpatia para nos livrar dos perigos que andam soltos por aí.

Então, quando estiver passando por uma rua e pressentir ou notar qualquer perigo, é lógico que vai sentir medo, mas contenha-se e siga em frente, repetindo as seguintes palavras, até que tenha passado o perigo:

Jesus, Maria e José
salvai as almas.

De forma idêntica à anterior, se estiver na iminência de um assalto, controle o medo e, com fé, vá repetindo as palavras:

Jesus, Maria e José salvai-me!
Almas Benditas protegei-me.

Mas quando tiver de sair à rua (sair de casa, de uma festa etc.) e estiver morrendo de medo, antes de sair, diga o seguinte:

> Sinal de Cruz, meu Anjo da Guarda,
> marcado nas horas, Jesus Cristo disse:
> os Anjos me adoram
> tome conta do meu corpo
> que eu quero sair fora.

SEDE (EM DEMASIA)

Uma boa simpatia para acalmar tanta sede é mergulhar as mãos, até os pulsos, por alguns segundos em água fria.

EDIÇÕES VIVA LIVROS

Lançamentos

1. *Seu horóscopo pessoal para 2012*, Joseph Polanski
2. *Ame-se e cure sua vida,* Louise L. Hay
3. *Seus pontos fracos*, Wayne W. Dyer
4. *Saúde perfeita*, Deepak Chopra
5 *Simpatias da Eufrázia*, Nenzinha Machado Salles

Este livro foi composto na tipologia Minion Pro Regular, em corpo 10,5/13, e impresso em papel off-set 56g/m^2 no Sistema Cameron da Divisão Gráfica da Distribuidora Record.